女性の「コレステロール」「中性脂肪」はこうして落とす！

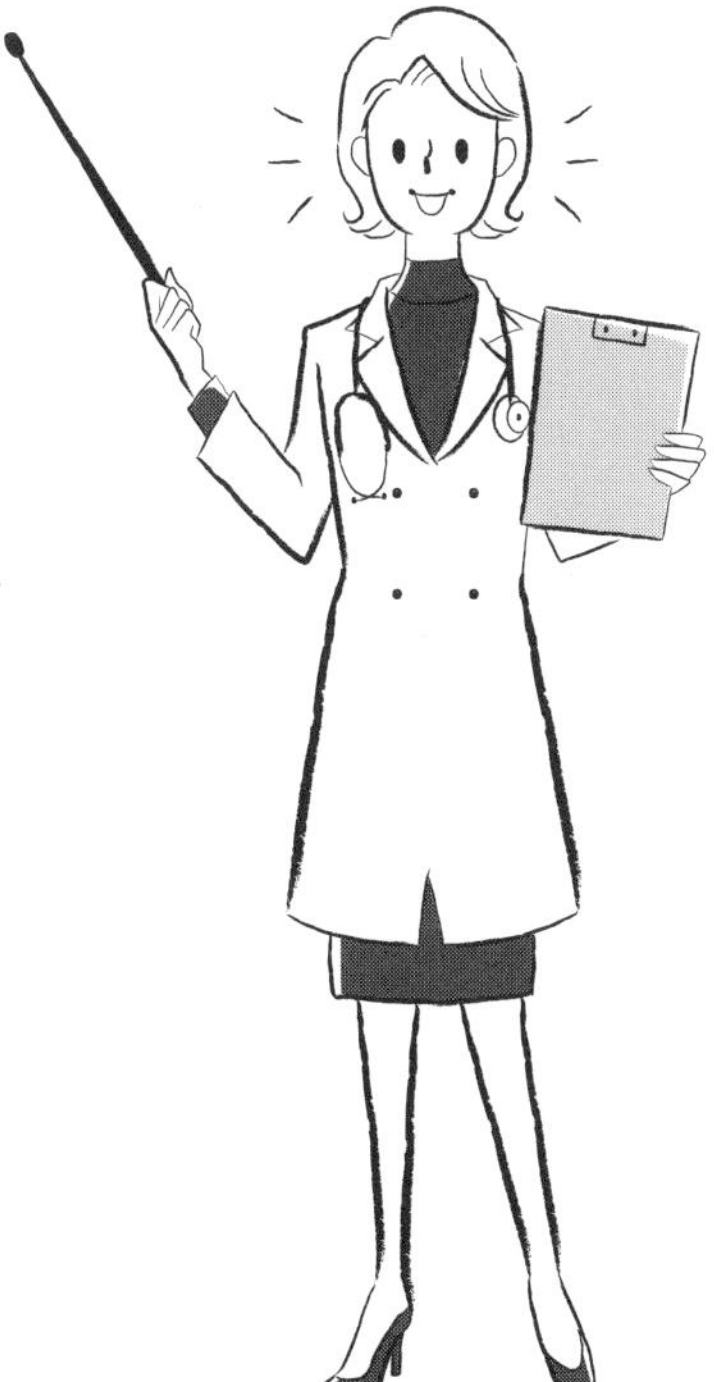

天野恵子

PHP

「コレステロール」「中性脂肪」のウソ・ホント

誤解されがちなコレステロールと中性脂肪について5つの問いにこたえてみましょう

1

どの年代も
女性より男性のほうが
コレステロール値が高い

ウソ・ホント??

◀くわしくは 14 ページ

2

中性脂肪は肉の脂身や
揚げものなどの脂肪分から
だけ合成される

ウソ・ホント??

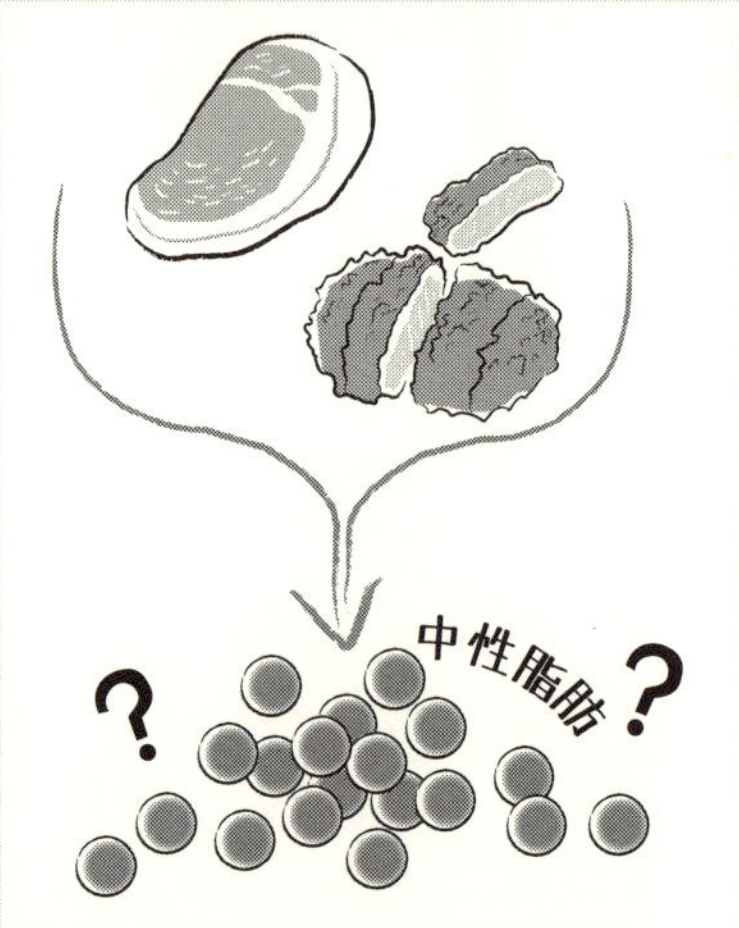

◀くわしくは
49 ページ

3 コレステロール値が低くなるのは問題ない

ウソ・ホント??

◀くわしくは 35 ページ

4 たばこを吸う女性はコレステロールや中性脂肪が増えやすい

ウソ・ホント??

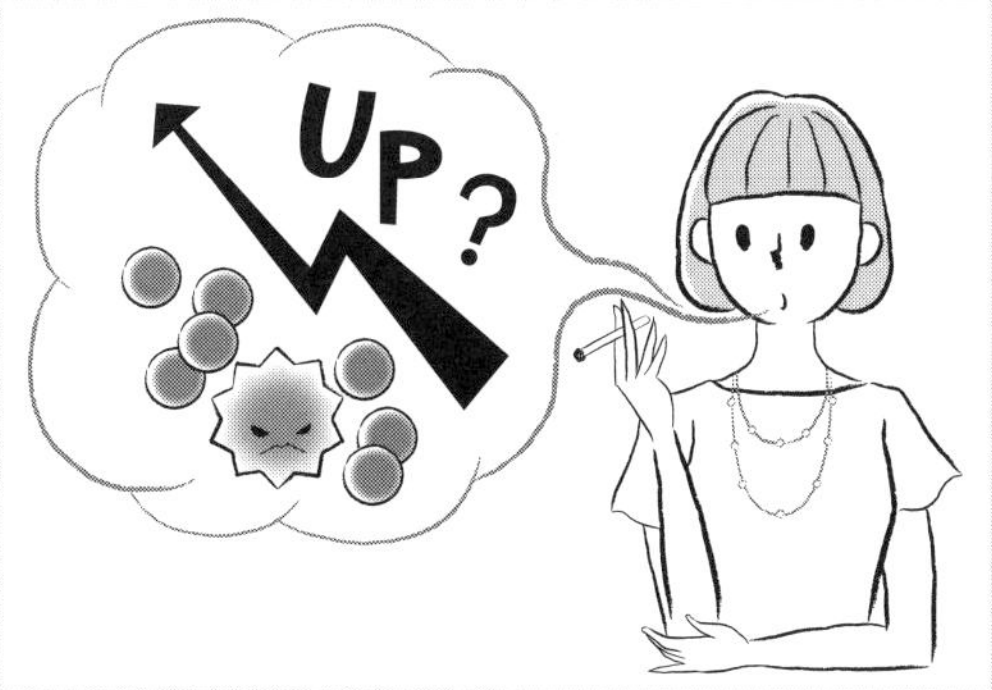

◀くわしくは
89 ページ

5 中性脂肪はアルコールをとりすぎると増える

ウソ・ホント??

◀くわしくは 134 ページ

[こたえ] 1.ウソ 2.ウソ 3.ウソ 4.ホント 5.ホント

はじめに

まずは薬を服用せずに生活習慣の改善を行なう

わたしは、50歳のときに子宮筋腫《しきゅうきんしゅ》の手術をしました。その際、「最近卵巣がんが増えているから」との産婦人科医のすすめにより、両側の卵巣を摘出しました。手術の前の総コレステロール値は180mg／dL、術後1年の検診では280mg／dLでした。さっそく、スタチン（コレステロール値を低下させる薬）を服用しはじめたのですが、「ちょっと待てよ。本当にスタチンが必要なのかな？」と疑問をもち、高脂血症《こうしけつしょう》と動脈硬化《どうみゃくこうか》性疾患に関する文献を読みすすめました。結論は「更年期以降の女性における高脂血症では、スタチンの心血管疾患に対する一次予防効果は認められない」でした。

以来、日本人女性においてはスタチンが過剰投与されていることを言い続けてきました。2012年、「動脈硬化性疾患予防ガイドライン」に冠動脈《かんどうみゃく》疾患絶対リスク評価チャート（一次予防）が掲載されました。年齢、性別、糖尿病、喫煙、収縮《しゅうしゅく》期《き》血圧、総コレステロールを危険因子として解析した冠動脈疾患による10年間死亡率に男女で大きな差があることが示され、脂質の管理はチャートから算出されたリスク区分別に行なわれることがすすめられました。

しかし、もっとも重要なことは、「一次予防では原則として一定期間生活習慣の改善を行ない、その効果を評価したあとに薬物治療の適応を検討すべきである」ということです。

この本では、これまでのわたしの経験や研究をもとにした、コレステロールや中性脂肪の異常をはじめとする脂質異常症について女性が正しく理解するための情報を紹介しています。

本書が、みなさまの生活習慣の改善による脂質管理に少しでもお役に立てれば、本望です。

財団法人　野中東晧会静風荘病院特別顧問

天野《あまの》恵子《けいこ》

女性の「コレステロール」「中性脂肪」はこうして落とす！ もくじ

パート1 女性特有の体内の変化と医療の現実

パート
2

正常値をめざすための基礎知識

パート
3

異常値が女性にもたらす病気と治療法

パート4

治療に欠かせない運動習慣

パート5

バランスのよい食生活

パート6

健康に過ごすための生活習慣

パート7

医師と相談しながら取りくむ薬物治療

パート1
女性特有の体内の変化と医療の現実

男性の臨床試験結果が、女性にも当てはめられている

男女でコレステロール値や中性脂肪が高くなる年代は異なる

50歳をすぎると「コレステロール値が急に上がって心配」「中性脂肪が高いから、薬を飲んだほうがいいのかしら?」と、不安に思う人が増えてきます。でも、すぐに「命に関わる病気になるのではないか」と気に病んだり、あわてて自己流の食事制限をしたりするのは、ちょっと気が早いかもしれません。なぜなら、閉経後の女性のコレステロール値が急速に高くなるのは普通だからです。

健康診断で「悪玉」とよばれるLDLコレステロールの値が高いといわれ、これは大変とばかりに受診したら、A医師からは「コレステロール値が低下する薬を処方しましょう」といわれたのに、B医師からは「生活習慣を見直して様子をみましょう」と異なった治療方針を出されることがあるかもしれません。

これは、日本動脈硬化学会の「ＬＤＬコレステロールの正常値は１４０㎎／dLまで」という今の基準が、国際的な男性の臨床試験結果を、女性にも無理やり当てはめていることに原因があります。女性を対象としたＬＤＬコレステロールの研究は遅れています。医師の多くは、国際基準をそのまま日本人に当てはめ、かつ男性の基準を女性に当てはめるという、非常におおざっぱな診療を行なっているのが現状です。

２０１４年に、日本人間ドック学会から男女別の新基準が発表されましたが（36ページ参照）、日本動脈硬化学会のガイドラインは今でも１４０㎎／dL未満を採用しています。このため、日本動脈硬化学会の提唱する基準にそって診断する医師と、日本人間ドック学会の基準をもとに診断する医師がいることになり、診断結果と治療方針が異なってしまうわけです。

閉経後の女性は男性よりも総コレステロール値が高くなってしまうことがわかっています。男性は40～50歳をピークに、ＬＤＬコレステロールや中性脂肪の値が加齢とともに下がっていきます。ところが、女性は閉経後の50代から急上昇。この高い数値がなんと70代まで続きます。

このように、性別でまったく異なるのに、男性の基準による正常値を当てはめてしまうと、50代以降の多くの女性が異常値と診断されるのは当たり前のことといえるのです。

女性と男性では、目標とする値が異なる

閉経後の女性はコレステロール値が高くなるのが当たり前

まず、コレステロールや中性脂肪の値が、男性と女性でどれくらいちがうのか、健康診断の結果からくわしくみてみましょう。

男性の場合は、一般的に「善玉コレステロール」とよばれているＨＤＬコレステロールの値はほぼ一定で、総コレステロール、中性脂肪の値は、40～49歳をピークに加齢とともに下がっていくことがわかります。これは働きざかりのころの夜遅くまでの仕事、お酒のつきあいといった不規則な生活、仕事のプレッシャーなどが、コレステロールや中性脂肪の値に大きく関わっているといわれています。

いっぽう、女性はＨＤＬコレステロールの値がどの年齢でも男性よりかなり高くなっています。総コレステロールは50歳代前半で急速に高くなり、男性を追いぬきます。**55～59歳で**

‥‥ ＨＤＬコレステロールの年齢・男女比較（平成 18 年）‥‥

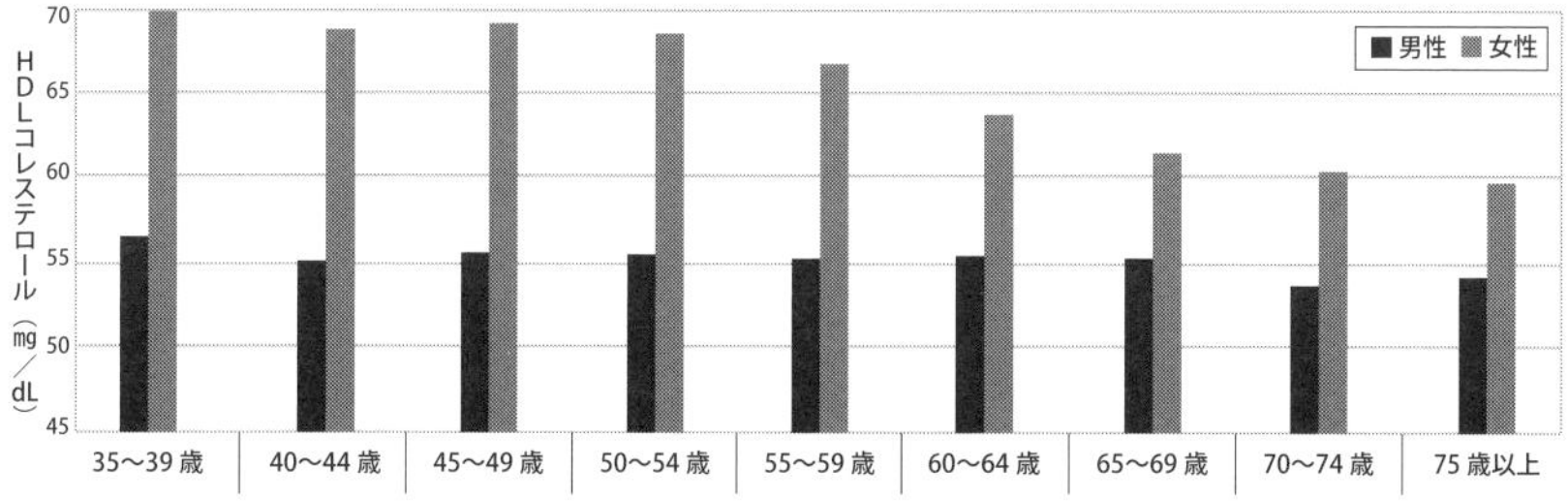

出典：天野恵子総合健診 2013 年 40 巻 6 号

‥‥‥ 総コレステロールの年齢・男女比較（平成 18 年）‥‥‥

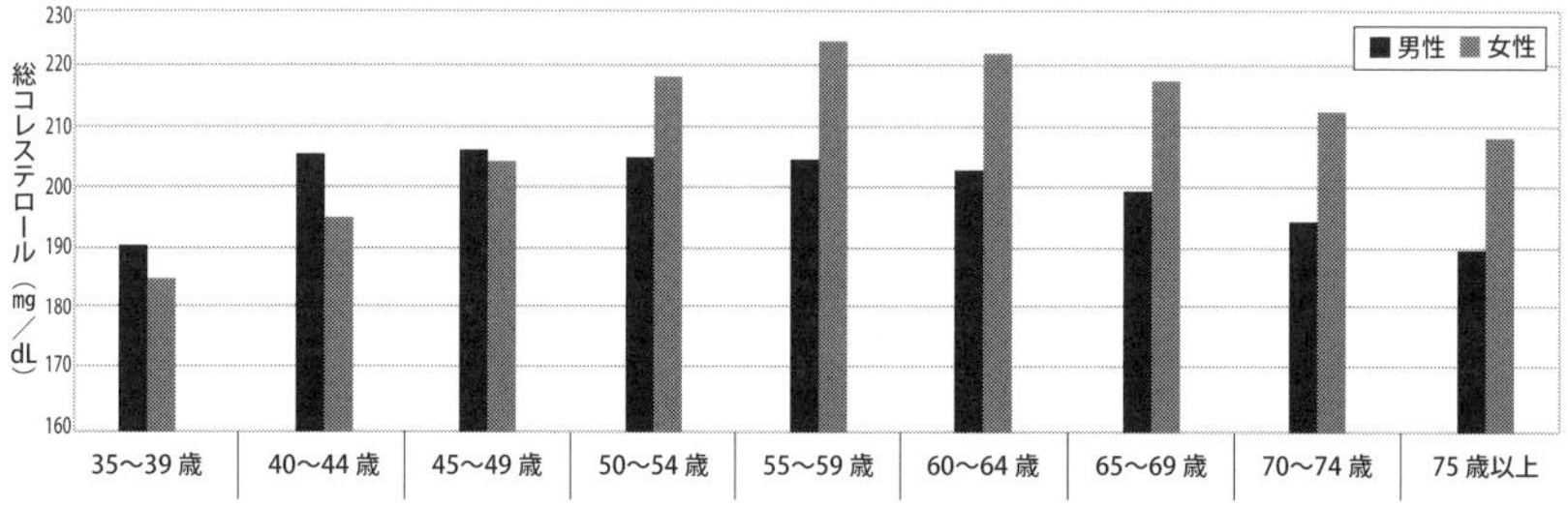

出典：天野恵子総合健診 2013 年 40 巻 6 号

‥‥‥‥‥‥ 中性脂肪の年齢・男女比較（平成 18 年）‥‥‥‥‥‥

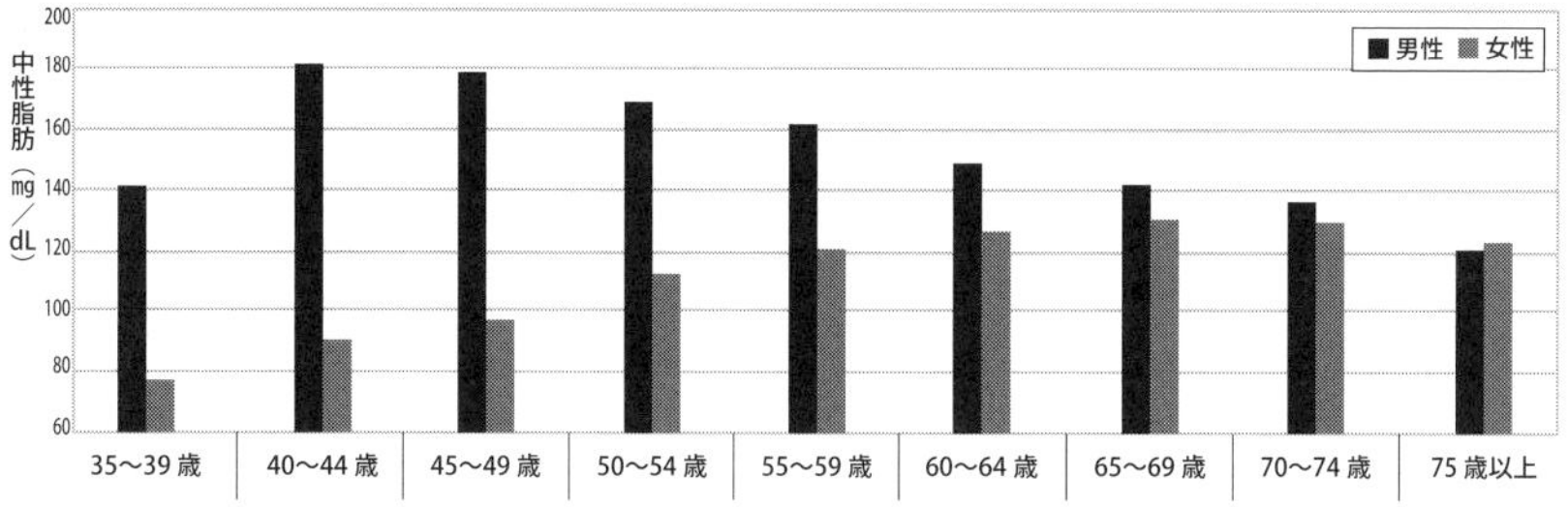

出典：天野恵子総合健診 2013 年 40 巻 6 号

男女で数値の推移の仕方が異なる

もっとも高い220㎎／dL以上となり、その後も高い数値が続きます。

中性脂肪は男性よりもかなり低いのですが、年を重ねるごとに高くなっていきます。そして、さらに70代まで上昇し続けて、ついには男性の数値を追いこしてしまいます。

50代といえばちょうど更年期のころ。このことから、卵巣機能の低下がコレステロールや中性脂肪の値に大きく影響していることがわかります。研究でも、閉経後や卵巣摘出後に、コレステロールや中性脂肪の値が急に高くなることが報告されています。

「最近コレステロール値が高いのは、甘いお菓子の食べすぎが原因かしら？」というのはちょっとちがって、閉経前後の女性特有の体質の変化によるものが大きいのです。

コレステロール値の変化に男女差があることから、２０１２年に改訂された「動脈硬化性疾患予防ガイドライン」では、男女別の10年後の冠動脈疾患の死亡率をもとに、コレステロールの目標値を定めています。冠動脈疾患とは、心筋梗塞に代表される心臓に酸素と栄養を運ぶ動脈の病気のことです。冠動脈疾患のリスクの度合いは、冠動脈疾患絶対リスク評価チャート（17ページ）を用いてカテゴリーⅠ～Ⅲに分けられます。これに基づいてコレステロール値や中性脂肪の管理目標値が決められています。

冠動脈疾患絶対リスク評価チャート

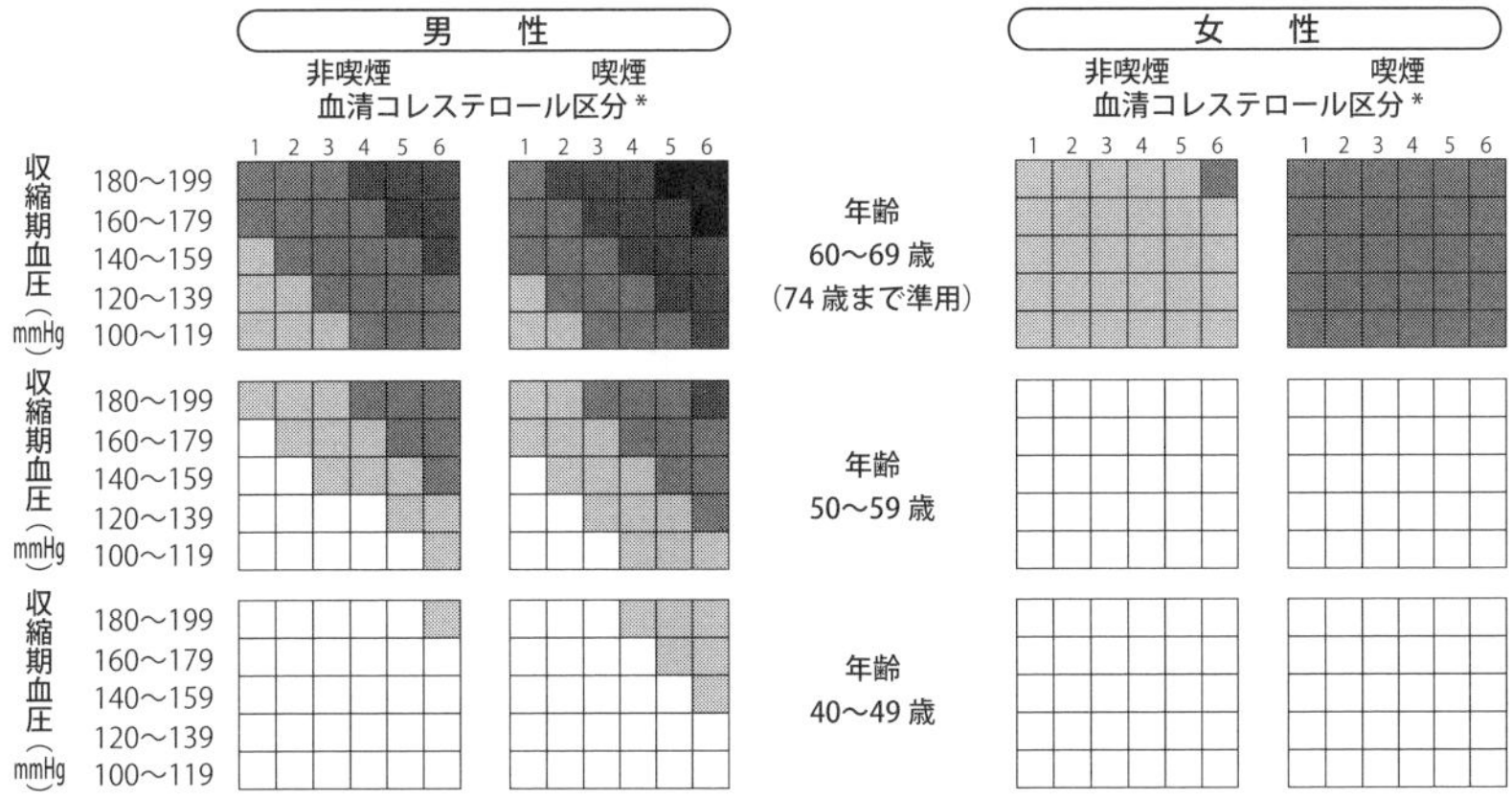

10年間の冠動脈疾患死亡率

□0.5%未満　▩0.5以上1%未満　▩1以上2%未満　■2以上5%未満　■5以上10%未満

*血清コレステロール区分：TCの場合、1=160〜179、2=180〜199、3=200〜219、4=220〜239、5=240〜259、6=260〜279（mg/dL）
※NIPPON DATA 80のリスク評価チャートより高血糖者の部分は割愛した。また糖尿病やCKD患者などの高リスク状態ではこのチャートは用いることはできない。

ステップ1　上図で性別、年齢、現在喫煙の有無、収縮期血圧（mmHg）、TC（mg/dL）で該当する部分をチェックする。
絶対リスク2%以上　■■　→カテゴリーⅢ
絶対リスク2%未満　□▩▩　→**ステップ2へ**

ステップ2　低HDLコレステロール血症（<40mg/dL）、冠動脈性疾患の家族歴、耐糖能異常のいずれかがあるか？
絶対リスク0.5以上2%未満　▩▩　＋あり→カテゴリーⅢ
絶対リスク0.5以上2%未満　▩▩　＋なし→カテゴリーⅡ
絶対リスク0.5%未満　□　＋あり→カテゴリーⅡ
絶対リスク0.5%未満　□　＋なし→カテゴリーⅠ

<table>
<tr><th rowspan="2">治療方針の原則</th><th rowspan="2">管理区分</th><th colspan="4">脂質管理目標値（mg/dL）</th></tr>
<tr><th>LDLコレステロール</th><th>HDLコレステロール</th><th>中性脂肪</th><th>non HDL-C
(=TC−HDL-C)</th></tr>
<tr><td rowspan="3">一次予防
まず生活習慣の改善を行なったあと、薬物療法の適用を考慮する</td><td>カテゴリーⅠ</td><td>160より低い</td><td rowspan="4">40以上</td><td rowspan="4">150より低い</td><td>190より低い</td></tr>
<tr><td>カテゴリーⅡ</td><td>140より低い</td><td>170より低い</td></tr>
<tr><td>カテゴリーⅢ</td><td>120より低い</td><td>150より低い</td></tr>
<tr><td>二次予防
生活習慣の是正とともに薬物療法を考慮する</td><td>冠動脈疾患の既往</td><td>100より低い</td><td>130より低い</td></tr>
</table>

1）TC160未満は、160〜179の区分を用いる　2）TC280以上は260〜279の区分を用いる
3）収縮期血圧100未満は100〜119、200以上は180〜199を用いる　4）75歳以上は本ガイドラインを適用できない
5）血圧の管理は日本高血圧学会のガイドライン、糖尿病の管理は日本糖尿病学会のガイドラインに従って行なう
6）喫煙者は絶対リスクのレベルにかかわらず禁煙させることが望ましい

コレステロール値が高ければ、冠動脈疾患のリスクが高くなるというわけではない

冠動脈疾患の原因は男女で明らかにちがう

女性は高ＬＤＬコレステロール血症より喫煙や糖尿病、高血圧のほうが怖い

女性の場合、40～50代でコレステロール値が急に高くなったからといって、すぐに冠動脈疾患のリスクが高まるというわけではないことがわかっていただけたでしょうか。さらに、ここでは冠動脈疾患の原因となる危険因子が性別によって異なることを、もう少しくわしく説明しましょう。

冠動脈疾患の原因となる動脈硬化のリスクを高める要因には、ＬＤＬコレステロールが１４０mg／dL以上の状態の「高ＬＤＬコレステロール血症」のほかに、高血圧、喫煙、糖尿病、肥満などがあります。これらが、どれくらいの割合で心筋梗塞の発症に関わっているか、男女別の興味深い研究結果が報告されています。

男性の場合は、高血圧、喫煙、糖尿病、高ＬＤＬコレステロール血症がおもな危険因子で

急性心筋梗塞における危険因子（男女別）

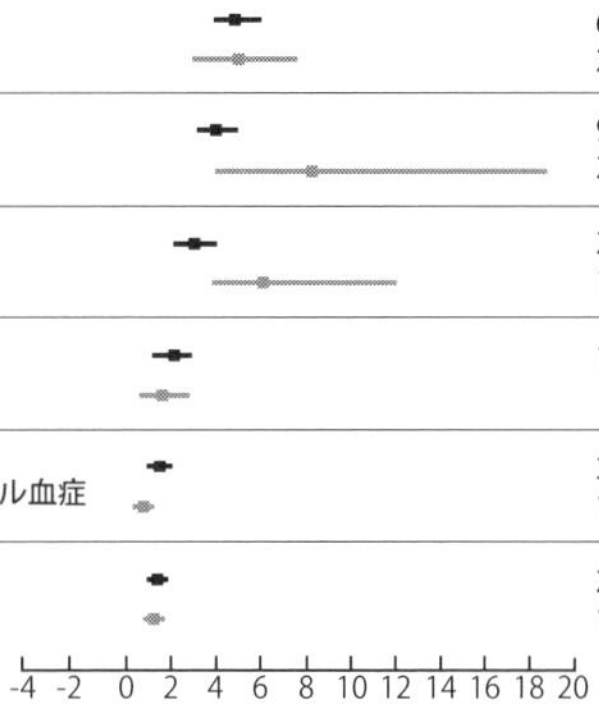

	オッズ比	AMI群（男性1,353例、女性572例）	対照群（男性1,595例、女性684例）	P値
高血圧		647（47.8%）	264（16.6%）	<0.01
		277（48.4%）	116（17.0%）	<0.01
喫　煙		903（66.7%）	527（33.0%）	<0.01
		212（37.1%）	73（10.7%）	<0.01
糖尿病		292（21.6%）	115（7.2%）	<0.01
		167（29.2%）	50（7.3%）	<0.01
家族歴		171（12.6%）	104（6.5%）	<0.01
		70（12.2%）	48（7.0%）	<0.01
高LDLコレステロール血症		370（27.3%）	250（15.7%）	<0.01
		155（27.1%）	174（25.4%）	0.44
肥　満		283（20.9%）	250（15.7%）	0.34
		123（21.5%）	108（15.8%）	0.38

女性は喫煙と糖尿病が重大な危険因子である

※オッズとは、ある事象の起こる確率をpとして、p/（1－p）の値をいう　出典：Circulation Journal 2006;70:513-517より改変

した。高ＬＤＬコレステロール血症の人は、そうでない人の1・5倍も心筋梗塞になる確率が高くなっています。

いっぽう、女性は、喫煙、糖尿病、高血圧が危険因子とされましたが、高ＬＤＬコレステロール血症は危険因子とされていません。**喫煙は8・2倍、糖尿病は6・1倍、高血圧は5倍と、いずれもそうでない人よりもリスクが高まることがわかりました。**

しかし、高ＬＤＬコレステロール血症の人とそうでない人では、心筋梗塞になるリスクの差は確認されていません。

このように、高コレステロール血症であることが冠動脈疾患の危険因子となるかどうかは、男女ではっきりと異なることがわかったのです。

閉経前と閉経後では女性の体は大きく変化する

女性ホルモンの低下はコレステロール値にも影響をおよぼす

総コレステロール値は50歳前後を境に急上昇することがわかりました。卵巣の機能が低下する、ちょうど閉経前後の更年期のころです。

じつは30代半ばごろから、卵巣の機能はだんだんと衰えてきます。排卵がじょじょに不規則になって、女性ホルモンの分泌が減少してくるのです。

女性ホルモンには、卵巣から分泌されるふたつのホルモンがあります。とくに更年期に影響をおよぼすのが、卵胞でつくられるホルモンの「エストロゲン」です。卵胞は生まれたときに200万個ほどありますが、左右の卵巣から毎月交互に排出されていき、50歳をすぎたころにはなくなってしまいます。

これが閉経で、閉経後は女性ホルモンの分泌量が少なくなります。

更年期チェックリスト

気になる症状	
□ 最近髪の毛の質が変わってパサパサになった	□ ちょっとしたことでイライラする
□ 急に不安になったり、悲しくなったりする	□ 冷え性がひどくなった
□ 指、股関節、肩の関節が痛む	□ かぜをひきやすくなった
□ むくみがある	□ めまいがする
□ 倦怠感がひどい、または疲れやすくなった	□ のぼせる、汗が急に出る
□ 生理不順、月経過多	□ 手足がしびれる
□ 食欲不振	□ ひどい便秘、下痢
□ 口臭、体臭がするようになった	

上記に当てはまる場合は、女性ホルモンが低下している

女性ホルモンの分泌が減少すると、循環器、消化器、呼吸器などの活動を調整している自律神経が乱れて、体のあちらこちらにトラブルが起こります。

ささいなことでイライラしたり、急に悲しくなったり、倦怠《けんたい》感に襲われたり、肩こり、関節痛、冷え、めまい、便秘、血圧の上昇、急に頭や顔に汗をかくホットフラッシュなど、さまざまな器官に不快な症状が現われます。その症状の重さは、人それぞれです。

このような更年期の症状が現われたら、女性ホルモンの分泌が低下している証拠。コレステロール値も急に上がることがあると覚えておくと、健診の結果に落ちこんだり、あわてたりしないですみます。

エストロゲンの減少が心身のトラブルを招く

閉経するとエストロゲンが分泌されなくなってしまう

更年期や閉経後に体に影響をおよぼす、卵胞でつくられるホルモンのエストロゲンは、20～30代がもっとも分泌量が多くなります。妊娠、出産を支え、女性らしさに必要なホルモンだからです。

40代後半～50代の更年期になると、エストロゲンの分泌量が低下します。すると、脳の下《か》垂体《すいたい》が性腺《せいせん》刺激ホルモンを分泌して、卵巣が働くように指令を出します。ところが、卵巣機能は低下しているので、この指令に反応できません。このため、下垂体はさらに卵巣に働きかけるために、もっと多くの性腺刺激ホルモンを分泌します。

それでも卵巣は機能しないので、分泌される性腺刺激ホルモンだけが過剰になってしまいます。このような、不安定な状態が更年期の不快な症状をもたらしているのです。

エストロゲンは、自律神経を整えたり、骨や皮膚、脳や血管の働きに影響したりなど、じつに４００以上もの機能があります。

このためエストロゲンの分泌が低下することでホルモンバランスが乱れ、身体的、精神的な不調を感じる（21ページのチェックリスト参照）だけでなく、さまざまな器官に重大な影響をおよぼします。

たとえば、新しい骨をつくるための骨代謝に、エストロゲンが深く関係しています。エストロゲンの分泌量が減ると、骨量が急激に低下し、骨粗しょう症への引き金となります。また、インスリンの働きが悪くなり高血糖になったり、血管を拡張する機能が弱まったりするため、高血圧になることもあるのです。

また、エストロゲンはLDLコレステロールや中性脂肪を抑えて、HDLコレステロールを増やす働きもしています。閉経後、急にLDLコレステロールや中性脂肪の値が上昇し、HDLコレステロール値が下がるのは、エストロゲンの分泌が低下するからです。

閉経後、更年期の不快な症状がおさまっても、エストロゲンの分泌量は増えません。そのため、LDLコレステロール値や中性脂肪が高いままの状態が、70代まで続いていくことになります。

生理不順がエストロゲン低下のサイン

生理周期が乱れているのは、エストロゲンの分泌が減っているからかも

生理が毎月きていたとしても、エストロゲンの分泌が低下していることがあります。ときどき、生理が遅れたり、逆に早まったりすることはありませんか？　このようなときは、女性ホルモンの分泌が低下していたり、乱れたりしている可能性があります。閉経前に周期が短くなったり、極端に長くなったり、経血量が極端に少なかったり、逆に多すぎたりするときも同じです。

通常、体のなかでは月経周期（約28日周期）にともなって、女性ホルモンの量が変化しています。まず、排卵前にエストロゲンがだんだんと増え、ピークを迎えると減少します。排卵後には、エストロゲンとともに、もうひとつの女性ホルモン「プロゲステロン」が増え、生理前になると両方のホルモンの分泌が急激に減少します。

これら一連の変化は、脳の間脳《かんのう》という部分で調節されています。このため、間脳が環境の変化や精神的・肉体的なストレスを受けると、卵巣に影響し、これら女性ホルモンの分泌が抑えられて、生理不順が起こるのです。

不規則な生活を続けたり、無理なダイエットをすると、エストロゲンの分泌が低下して生理不順になったり、イライラしたりします。少しぐらいの生理不順やイライラには気がつかないかもしれませんが、肌荒れでホルモンバランスが崩れていることに気がつく人は多いのではないでしょうか。

大幅に生理が遅れたり、長期間生理がこなかったり、肌荒れがひどかったりすれば、すぐにわかります。ところが体のなかでどんな異変が起こっているか、ましてやコレステロール値が上昇していることには気がつかないものです。一時的なものであれば生活習慣を改善すれば、月経周期が正常になり、問題はありません。

しかし、長期の不規則な生活や無理なダイエットによって、月経の回数が極端に減って無月経になることがあります。その場合、更年期や閉経と同じようにエストロゲンの分泌は低下します。エストロゲンの分泌量が減ると、急激にコレステロールや中性脂肪の値が高くなります。

閉経前にコレステロール値が高い場合は家族性高コレステロール血症を疑う

遺伝的な要因の高コレステロール血症は、早期診断・早期治療が必要

「20代なのに健康診断で高ＬＤＬコレステロール血症と診断されて再検査になった」とか「若いころからコレステロール値が高かったが、ついに薬を飲むようになった」という人は、遺伝的にコレステロール値が高い病気かもしれません。この場合、早期診断や早期治療が必要になります。両親もコレステロール値が高いかどうか、一度確認してみましょう。

閉経前の若いころからコレステロール値が高いときは、遺伝的な素因から発症する「家族性高コレステロール血症」を考えてください。これは生まれつき「ＬＤＬ受容体」に異常があるために起こる脂質異常症。遺伝的なものなので、食生活などに関係なくコレステロール値が高いのが特徴です。

ＬＤＬ受容体は、ＬＤＬコレステロールを細胞に取りこむ役割をしています。このＬＤＬ

LDLコレステロールと細胞の関係

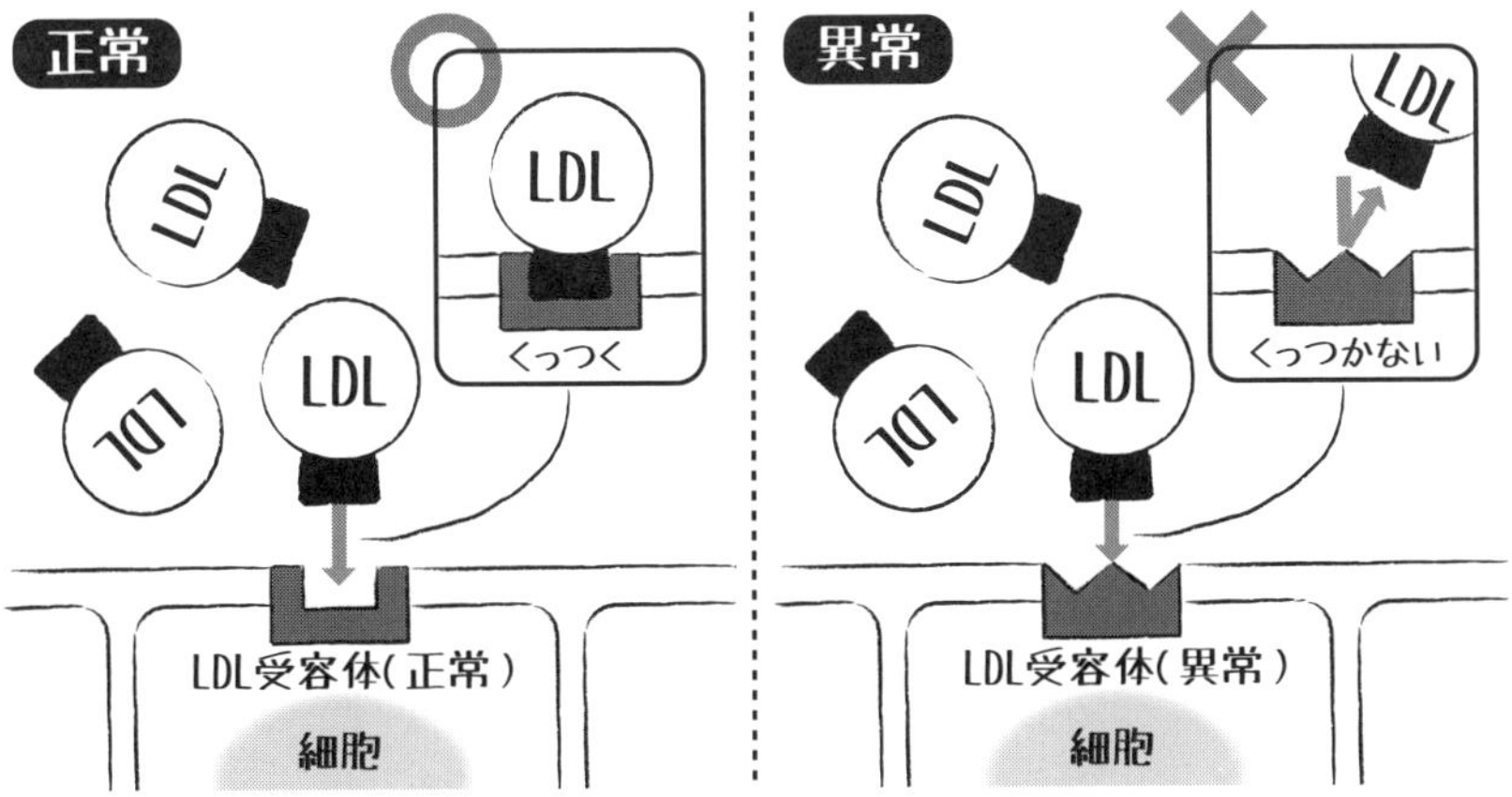

LDL受容体が正常でないと、LDLコレステロールが細胞に取りこまれない

受容体に異常があると、ＬＤＬコレステロールが細胞にうまく取りこまれません。血液中にたまってしまい、コレステロール値が高くなってしまうのです。

家族性高コレステロール血症には、ふたつのタイプがあります。ひとつは、両親のどちらかから異常な遺伝子を受けついだために、ＬＤＬ受容体が正常な人の半分程度しか働かない「ＦＨヘテロ接合体タイプ」です。約５００人にひとりはいるとされている病気です。

もうひとつは両親のどちらからも異常な遺伝子を受けつぎ、ＬＤＬ受容体がほとんどない「ホモ接合体タイプ」です。ＬＤＬコレステロールの多くが細胞に取りこまれません。約１００万人にひとりくらいのめずらしい病気です。

●手の甲、ひじ、ひざなどの黄色いできものに要注意

ここでは割合の多いＦＨヘテロ接合体タイプについて、くわしく説明しましょう。日本動脈硬化学会による15歳以上の診断基準は、次の通りです。

- ＬＤＬコレステロール値が１８０㎎／dL以上（２５０㎎／dL以上の場合は強く疑う）
- ＦＨあるいは早発性冠動脈疾患の家族歴（2親等以内の血族）
- 腱黄色腫《けんおうしょくしゅ》（手の甲、ひじ、ひざなどの腱黄色腫あるいはアキレス腱肥厚《ひこう》）あるいは皮膚結節性黄色腫がみられる

以上の項目のうちふたつ以上に当てはまると、家族性高コレステロール血症のＦＨヘテロ接合体タイプと診断されます。

早発性冠動脈疾患とは、若年男女の心筋梗塞を代表とする動脈硬化による病気です。男性が55歳未満、女性65歳未満の発症を早発とよび、両親のどちらかが発症している場合に、家族性高コレステロール血症が強く疑われます。

腱黄色腫というのは、黄色いできもののことです。ＦＨヘテロ接合体タイプに現われる症状で、手の甲、ひじ、ひざ、臀部、アキレス腱に、コレステロールがたまったものです。目

に見えるので、自分でもチェックしてみましょう。
15歳未満の場合は、腱黄色腫が現われにくいので、コレステロール値（１４０㎎／dL以上）と家族歴で判断します。

●生活習慣の改善と薬物治療の両方が必要

家族性高コレステロール血症の場合は、早期診断と早期の薬物治療や生活改善が大切です。とくに、低脂肪食などの食習慣に変えることが必要です。子どもの場合は、小さいころから低脂肪食を習慣づけることが早期治療の出発点となります。さらに、喫煙や暴飲暴食を避け、高血圧や高血糖症にも注意することが必要です。

家族性高コレステロール血症と診断された場合、生活習慣の改善だけでは、ＬＤＬコレステロール値を下げることがむずかしいので、専門医の指導に従って薬物療法も同時に行ないます。

このような生活習慣の改善と薬物治療を行ない、15歳以上のＬＤＬコレステロール値の管理目標である、１００㎎／dL未満をめざします。もし目標値に到達しなくても、50％以上の低下を治療の目標の目安にしています。

女性のお悩み相談室①

「乳がん検診に行くのはどれくらいの頻度《ひんど》がいい？」

乳がんは１㎝以下の場合、95％の割合で助かるとされています。１㎝以下では触診などで見つけられないため定期検診が大切になります。ただし、マンモグラフィというレントゲン撮影法は、乳腺の多い若い女性には向かず、35歳からの受診がすすめられています。

しかし、血縁者に乳がんの人がいたり、自覚症状があったりする人は、20～30代でも乳腺専門医の受診を心がけましょう。

40歳以上の女性は、２年に一度乳がん検診を受診することが推奨されています。最近は乳腺エコーを取りいれた検診も多くなっています。

パート2
正常値をめざすための基礎知識

健康診断の結果を冷静に正しく判断する

コレステロール値には男女別の新基準の適用が検討されている

健康診断表を受けとり、内容を見ても、数字やアルファベットが並んでいるだけで、少しわかりにくいかもしれません。どの項目が何を表わしているのかを知っておくと、自分で健康管理や病気予防をするのに役立ちます。

健康診断表には、項目ごとに正常値が示してある場合と、正常値は示されていなくても結果が「正常範囲内」「要経過観察」「要再検査」あるいは「A」「B」「C」「D」「E」などと表示されている場合があります。Aが「異常なし」の場合、逆にDが「異常なし」の場合があるので、Dだからとあわてずに、健康診断表の説明書きをよく読みましょう。

脂質に関する項目は、脂質検査のなかにあります。「LDLコレステロール」「HDLコレステロール」「中性脂肪」「総コレステロール」です。総コレステロールは、LDLコレステ

健康診断表の例

検診年月日		2016年7月11日		2015年7月17日	
検査項目		今回の結果 50代女性	判定	前回の結果 50代女性	判定
	身長 体重 BMI 腹囲	158 53 21.23 60	A	157.3 54 21.82 61	A
視力	右（矯正） 左（矯正）	1.0 1.0	A	1.0 1.0	A
聴力	右1000Hz 4000Hz 左1000Hz 4000Hz	所見なし 所見なし 所見なし 所見なし	A	所見なし 所見なし 所見なし 所見なし	A
胸部X線検査	区分／No 撮影日 所見	直接　No.00 2016年7月11日 所見なし	A	直接　No.00 2015年7月17日 所見なし	A
心電図検査		所見なし	A	所見なし	A
血圧	1回目 2回目	100/69	A	105/72	A
血液一般	白血球 赤血球 血色素量 ヘマトクリット 血小板	3.2 420 12.1 40.0	A	3.3 400 12.3 42.0	A
肝機能	AST（GOT） ALT（GPT） γ-GTP	22 25 22	A	23 26 24	A
脂質	LDLコレステロール HDLコレステロール 中性脂肪 総コレステロール	134 70 80 220	A	189 65 80 270	E
空腹時血糖 ヘモグロビンA1c		79 5.5	A	80 5.8	A
尿検査	糖 蛋白 潜血 ウロビリノーゲン	(−) (−) (−) (±)	A	(−) (−) (−) (±)	A
便潜血	1回目 2回目				
胃X線検査					

判定基準　A異常なし　B軽い変化　C要経過観察　D要精密検査　BF要再検査　E要治療

※日本人間ドック学会の基準を参考にしています。

判定だけを見るのではなく、数値も確認する

ロールやＨＤＬコレステロールなどを合計した血液中のコレステロールの総量です。一時特定健診項目から削除されていましたが、２０１８年に復活する予定です。

ＨＤＬコレステロールは善玉、ＬＤＬコレステロールは悪玉といわれることのあるコレステロールです。

●現在の健康診断項目には男女差のない基準が適用されている

さて、それぞれの項目には次のような基準値が定められています。通常、この値の範囲を超えたり、それ未満だったりした場合に脂質異常症と診断されます。しかし、日本動脈硬化学会のこの値は前述したように男女差のないものです。

- ＨＤＬコレステロール…40㎎／dL未満
- ＬＤＬコレステロール…１４０㎎／dL以上
- 中性脂肪…１５０㎎／dL以上

とくに注意したいのがＨＤＬコレステロールの値です。ＬＤＬコレステロールは、運動不足や喫煙などで基準値より高くなりますが、ＨＤＬコレステロールは逆に低くなってしまうのです。**ＨＤＬコレステロールは血液中の余分なコレステロールを肝臓に送るコレステロールなので、値が低くなってはいけません。**

ＬＤＬコレステロールや中性脂肪の値が正常でも、ＨＤＬコレステロール値が低い場合は要注意です。ＬＤＬコレステロール値だけが高い人よりも、ＨＤＬコレステロール値が低く、中性脂肪の値が高い人のほうが、病気に関するリスクが高いことがわかっています。もちろん、ＨＤＬコレステロールが基準値より高くても、ＬＤＬコレステロール値がきわめて高い場合は注意が必要です。

健康診断で用いられている基準値は、健康な人から割りだした「平均値」です。基準値の範囲内かどうかも重要ですが、「基準値内だから問題はない」「基準値を超えたから重大」と安易に考えず、ほかの項目にも目を通し、自分の健康状態を確認して病気予防に役立てることが重要です。

現在使われている基準値は、前述したように男女差が考慮されていません。このため閉経後の女性の多くが、総コレステロールやＬＤＬコレステロール、中性脂肪の基準値を超えてしまいます。そこで、男女差を考慮した新しい基準が日本人間ドック学会から発表されています。

女性の新しい基準は年齢別になり、総コレステロールとＬＤＬコレステロールは現在健康診断で異常なしとされる基準値よりもかなり高く設定されています。この新しい基準は、まだ正式に健康診断には適用されていません。しかし、すでにこの基準を取りいれて、閉経後の診断に役立てている医師も少なくありません。男女差に基づいたこの基準が今後正式に取りいれられることが期待されています。

いっぽう、ＨＤＬコレステロール値については、緩和された新しい基準は発表されていません。ＨＤＬコレステロール値を下げないことが、いかに重要なことなのかがわかります。

◎総コレステロール（日本動脈硬化学会基準値１４０～１９９mg／dL）

- 男性＝１５１～２５４mg／dL
- 女性＝30～44歳：１４５～２３８mg／dL
  45～64歳：１６３～２７３mg／dL
  65～80歳：１７５～２８０mg／dL

◎ＬＤＬコレステロール（日本動脈硬化学会基準値60～１１９mg／dL）

……変化の大きな項目と新基準（日本人間ドック学会）……

項目	男性	女性	日本動脈硬化学会基準値
中性脂肪	39～198mg／dL	32～134mg／dL	30～149mg／dL（男女共通）
総コレステロール	151～254mg／dL	30～44歳＝145～238mg／dL 45～64歳＝163～273mg／dL 65～80歳＝175～280mg／dL	140～199mg／dL（男女共通）
LDLコレステロール	72～178mg／dL	30～44歳＝61～152mg／dL 45～64歳＝73～183mg／dL 65～80歳＝84～190mg／dL	60～119mg／dL（男女共通）

女性の基準については年齢別に細かく分けられている

・男性＝72～178mg／dL
・女性＝30～44歳：61～152mg／dL
45～64歳：73～183mg／dL
65～80歳：84～190mg／dL

男女別の基準値を見ると、今まで脂質異常症と診断され薬で治療していた人でも、多くが正常範囲内であることがわかります。

たとえば、55歳の女性で総コレステロールが250mg／dLで、LDLコレステロールが140mg／dLの場合、従来の基準では異常値です。**ところが、新基準では正常範囲内ということになるのです。**

脂質が高めなときは、血圧、血糖値、肝機能なども要注意

高血圧、高血糖、肝機能の低下がないか確認する

コレステロール値が高いというだけでは、動脈硬化のリスクはそれほど高くはありません。血圧や血糖値も高かったり、肝臓の機能が低下していたりすると、大幅にリスクが高くなります。血圧や血糖値、肝機能の数値もチェックしておきましょう。

日本人間ドック学会の血圧の基準値は次の通りです。

- 収縮期（最大）血圧 １３０mmHg 未満
- 拡張期（最低）血圧 85mmHg 未満

どちらか片方だけでも基準値を超えると、高血圧と診断されます。

血糖値は空腹時の血液中に含まれるブドウ糖の量を調べます。空腹時血糖値の基準値は、99㎎／dL以下です。

糖代謝を調べる数値には、もうひとつヘモグロビンエーワンシー（ＨｂＡ１ｃ）があります。ＨｂＡ１ｃは、赤血球のヘモグロビンＡと血液中のブドウ糖とが結合したものです。ＨｂＡ１ｃを調べると、検査日からさかのぼって１～２カ月間の血糖の状態を確認することができます。空腹時および随時血糖値はその日のものしかわからないので、日本糖尿病学会が示しているＨｂＡ１ｃの基準値が糖尿病の診断の指標となっています。ＨｂＡ１ｃの基準値は、６・５％未満です。

またコレステロールと肝臓は密接な関係にあるので、肝機能の数値も確認しましょう。 肝機能の数値は、コレステロールと同じ血液検査の「肝機能」項目にあります。肝臓に存在する酵素の値で検査され、ＪＳＣＣ法での基準値は以下の通りです。

- ＡＳＴ（ＧＯＴ）…基準値35Ｕ／Ｌ以下
- ＡＬＴ（ＧＰＴ）…基準値35Ｕ／Ｌ以下
- γ《ガンマ》－ＧＴＰ……基準値男性50Ｕ／Ｌ以下、女性30Ｕ／Ｌ以下

ＡＳＴ（ＧＯＴ）、ＡＬＴ（ＧＰＴ）、γ－ＧＴＰの数値が高い場合は脂肪肝が、ＡＳＴだけが高い場合は心筋梗塞の危険が高くなります。肝機能検査の数値は、性差と年齢差がはっきりしていますが、現在のところ通常の健康診断表にはそのことが反映されていません。

コレステロールは生命を維持するために必要な要素

免疫力を高めてホルモンをつくり、神経細胞を保護する役目がある

女性は50歳を超えると、健康診断の結果、再検査をすすめられることが多くなります。また、この年齢層の女性たちにはコレステロールや中性脂肪の値が高くなったら病気になってしまうと考え、気にしている人が多くいます。「コレステロール値を下げましょう」と医師ばかりでなく、毎日のようにサプリメントのテレビコマーシャルで告げられたら、コレステロールや中性脂肪は悪いものと思ってしまうのは当然です。

でももちろん、コレステロールも中性脂肪も、人間が生きていくうえでは欠かせないものなのです。

コレステロールは、タンパク質や炭水化物とともに3大栄養素といわれる脂質の一種で、生命を維持する役割を担っています。人間の体はおよそ37兆個もの細胞でつくられています

が、そのひとつひとつの細胞をおおう膜の材料のひとつがコレステロールです。

細胞膜は、ウイルスなどが細胞内に進入してくるのを防ぎ、さらに細胞内の物質が外に出てしまわないようにする役割をもっています。コレステロールは、強い細胞膜をつくるために必要な要素なのです。

このため、コレステロールが減少すると細胞膜はもろくなり、免疫力が低下して感染症やがんなどの病気にかかりやすくなります。血管ももろくなり、脳出血などが起こりやすくなります。

さらにコレステロールは、さまざまなホルモンの原料にもなっています。副腎でつくられる副腎皮質ホルモン、卵胞でつくられるエストロゲン、胎盤や黄体でつくられるプロゲステロン、精巣でつくられるアンドロゲンなどです。コレステロールが減少してこれらのホルモンが不足すると、体の防御機能、性機能の働きも低下してしまいます。

体内にあるコレステロールの4分の1は脳にあります。脳の神経細胞や神経線維を保護し、情報がほかの回路に迷いこまないように正しく伝える役目も果たしています。

ほかにも食べものからの脂肪分の吸収を助ける胆汁酸《たんじゅうさん》やビタミンDの原料になるなど、コレステロールはわたしたちの体にとってなくてはならない存在なのです。

体内にはコレステロールをコントロールする機能がある

コレステロールは肝臓で貯えられたあと分解され、一定の量に保たれる

人間の体に必要不可欠なコレステロールは、体内で1日に1～1・5gが合成されています。食べものから摂取されるコレステロールは0・3～0・5gといわれています。つまり、コレステロールは食べものからは2～3割程度しか摂取されておらず、体内で7～8割がつくられているのです。

もともと体内でつくられるうえに、食べものからも取りいれられたら、血液中のコレステロールがどんどん増えてしまうと心配になることでしょう。でも、その心配は無用です。体内には、コレステロールを調整する機能がきちんと備わっているからです。

コレステロールがつくられるのはおもに肝臓です。食べものに含まれているコレステロールが体内に取りこまれると、いったん肝臓に貯えられたあと分解されます。肝臓はコレステ

コレステロールを排出する肝臓の働き

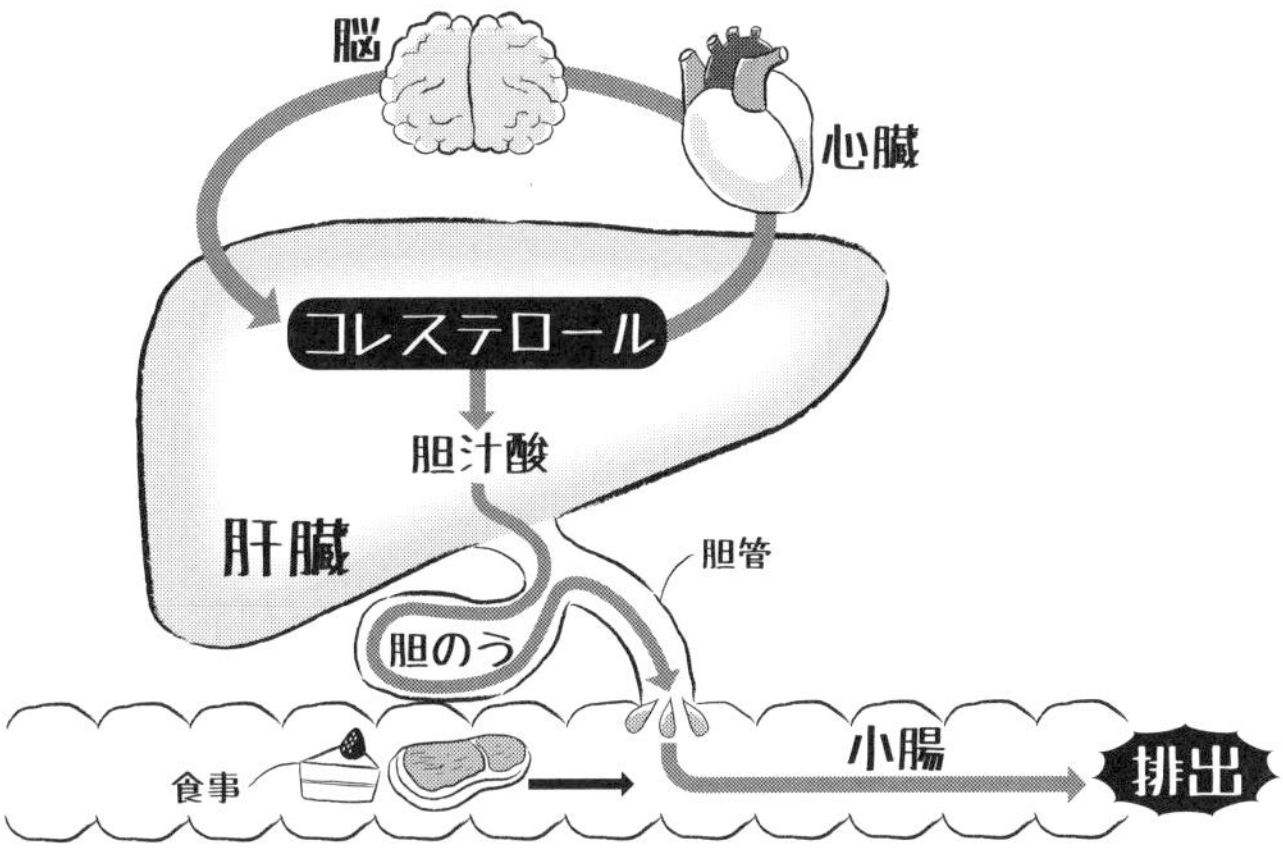

コレステロールが増えると胆汁酸となり排出される

ロールをつくる工場であり、貯蔵庫であり、排出場でもあるのです。

食べものから取ったコレステロールが多いと、肝臓はコレステロールをつくる量を自動的に減らして調節するしくみになっています。

また、コレステロールが過剰になると、肝臓の酵素によって分解され胆汁酸となります。そして胆汁として胆のうに送られ、さらに小腸に送られて便となり体外に排出されます。

このように、肝臓では体内のコレステロールが一定になるように需要と供給のバランスを上手に調整しているのです。

健康な人では、100〜150gのコレステロールが体内にあり、脳や筋肉など、さまざまな場所で働いています。

コレステロールは血液中でリポタンパクとなる

タンパク質と結合して血液に溶けることで全身に運ばれる

コレステロールは血液中を移動して、全身に運ばれます。しかし、コレステロールは脂（脂質）なので、水と油の関係と同じで、水が主成分である血液に溶けこむことはできません。単独では移動できないのです。

そこで、水に溶けやすい特殊なタンパク質「アポタンパク」と結合して混ざりあい、「リポタンパク」という粒子のような物質になって血液中に溶けこんで移動しています。

リポタンパクは運ぶ脂質（コレステロール、中性脂肪）の種類や割合によって、カイロミクロン、ＶＬＤＬ（超低比重リポタンパク）、ＩＤＬ（中間比重リポタンパク）、ＬＤＬ（低比重リポタンパク）、ＨＤＬ（高比重リポタンパク）の5種類に分けられます。この順番でサイズは小さくなり、比重は逆に重くなります。

リポタンパクの変化

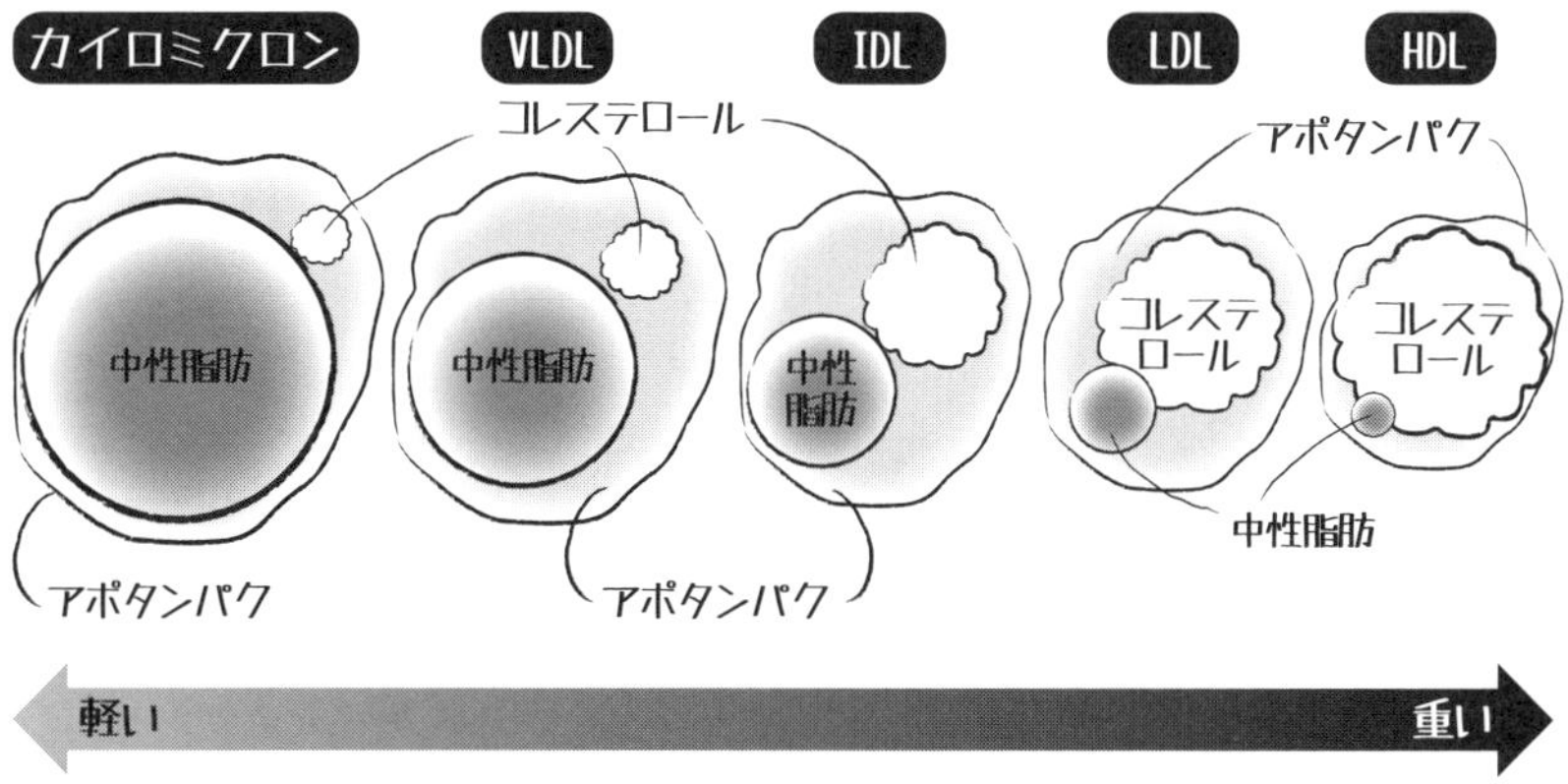

リポタンパクによって全身にコレステロールが運ばれていく

カイロミクロンはもっとも大きなリポタンパクで中性脂肪が多く、小腸でつくられます。食べものから吸収した中性脂肪を、エネルギーが必要な筋肉などの組織に運び、余った分は肝臓へ送ります。中性脂肪とコレステロールは肝臓で再合成されてＶＬＤＬとなり、末梢組織など全身に運ばれ、残ったものはＩＤＬに変わります。

ＩＤＬは半減した中性脂肪とコレステロールを全身に運びます。中性脂肪が少なくなり、コレステロールが多くなるとＬＤＬ、さらにはＨＤＬに変わり、全身にコレステロールを運んだり回収したりする役割をします。**ＬＤＬコレステロールやＨＤＬコレステロールという名称がよく知られていますが、これはＬＤＬやＨＤＬが運んでいるコレステロールという意味なのです。**

悪玉とよばれるコレステロールも体に必要不可欠

総コレステロール値が高くてもＨＤＬコレステロールの量しだいでは気にしなくていい

ＬＤＬもＨＤＬも全身にコレステロールを送ったり回収したりするリポタンパクですが、それぞれ役割が異なります。

ＬＤＬは、体のすみずみにコレステロールを運ぶ役割をします。体の各組織に細胞膜の原料となるコレステロールを配るためです。さまざまな組織がＬＤＬを細胞内に取りこんで、細胞膜、ホルモンをつくるために使います。

しかし、コレステロールが血液中に増えすぎると組織や細胞に取りこまれずに余ってしまいます。余ったコレステロールは、血管壁で酸化して「酸化ＬＤＬ」になります。この結果、血流を悪くしたり、血栓をつくったりして動脈硬化のリスクを高めてしまいます。

本来は体に必要なコレステロールを運んでいるＬＤＬですが、大量に運びすぎてしまう

ＨＤＬ、ＬＤＬの役割

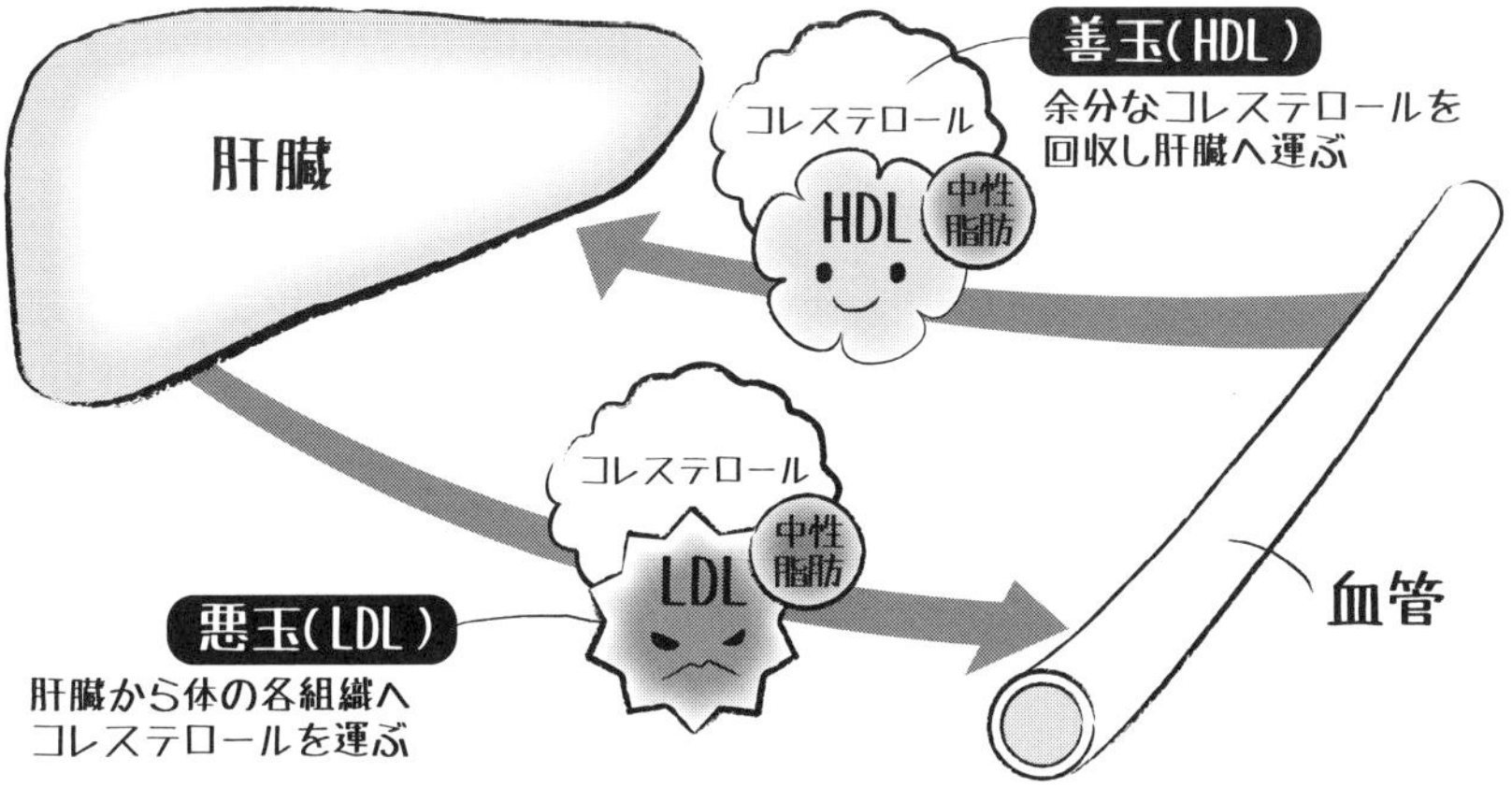

余分なコレステロールを回収してくれるのがHDL

と、心筋梗塞や脳梗塞を引き起こす要因となってしまうことから、悪玉といわれるようになったのです。

いっぽう、ＨＤＬは、体中の組織で過剰になったコレステロールを回収して、肝臓に戻す働きをします。これがＬＤＬとの大きなちがいです。つまり血液中のコレステロールが増えるのを防いでくれているのです。そのため、「善玉コレステロール」とよばれています。

総コレステロール値が高かったとしても、善玉のＨＤＬが多ければ、悪玉のＬＤＬは少なくなるため、あまり心配することはありません。逆に総コレステロール値が正常範囲内だったとしても、ＨＤＬが少ない場合は動脈硬化の危険性が高くなります。

中性脂肪は脂肪、糖質、タンパク質からつくられる

エネルギー源となる中性脂肪は、余った分が体脂肪になる

中性脂肪は、ＬＤＬコレステロールと同じように、生活習慣病のもととなる悪者としてよく知られています。「トリグリセライド」ともよばれ、健康診断表には「ＴＧ」と表示されることもあります。

健康診断で計測されているのは、食事から取りこまれた外因性の中性脂肪ではありません。余分なエネルギーとしていったん肝臓に取りこまれた脂肪が、ふたたび血中に分泌された内因性の中性脂肪の値を測定しています。このため、計測前に10時間以上の絶食が必要になるのです。

中性脂肪はコレステロールと同じ血中の脂質のひとつですが、両者はまったくの別物です。おなかなどのぷよぷよした皮下脂肪は、ほとんどが中性脂肪。隠れ肥満の原因となる内臓脂

中性脂肪のしくみ

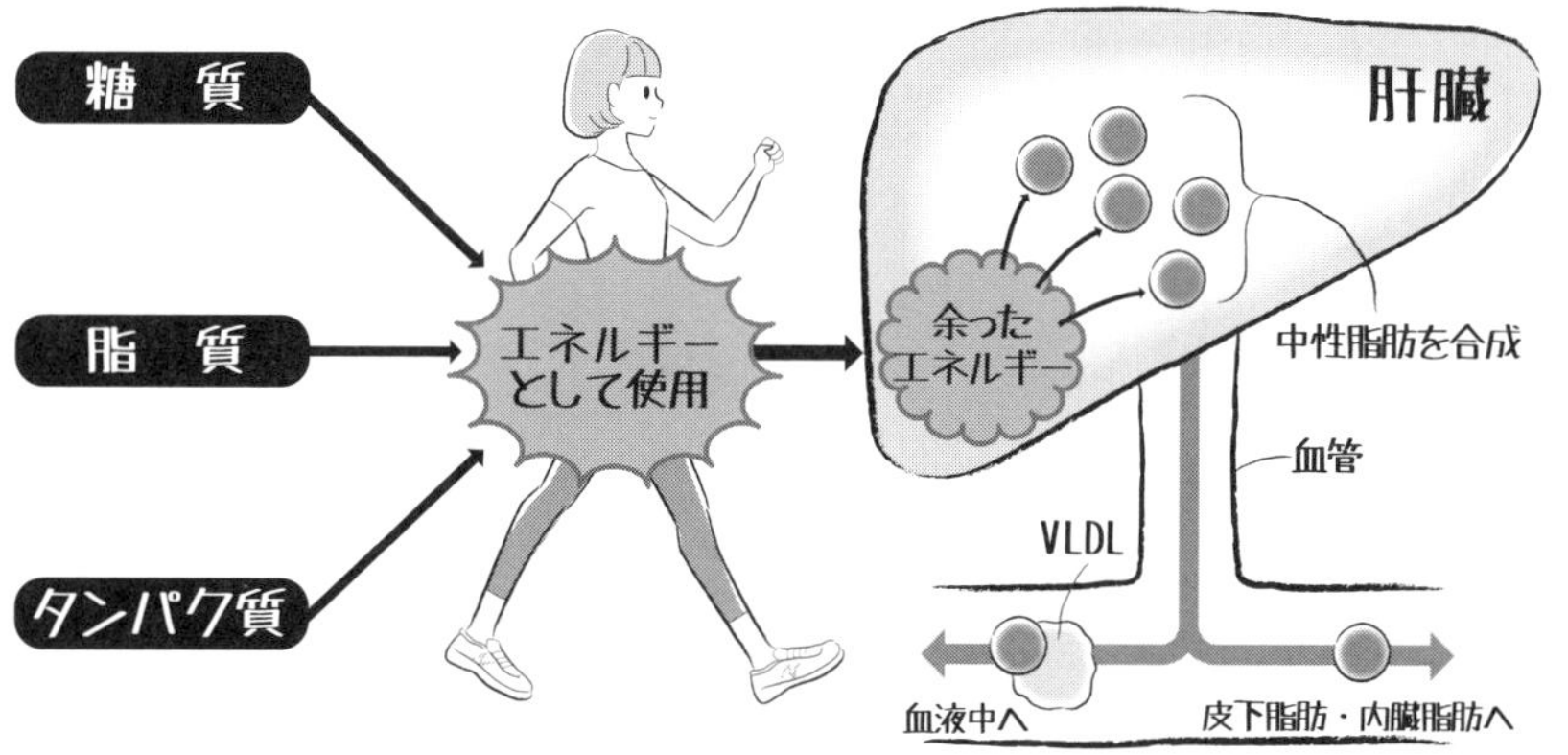

体を動かして余ったエネルギーが中性脂肪になる

肪も、中性脂肪が貯えられた結果です。でも、中性脂肪はわたしたちが生きていくうえで、なくてはならない役割も担っています。

●3大栄養素が中性脂肪のもとになる

肉の脂身や揚げものなどの脂肪分だけが、中性脂肪になると考えられがちです。**しかし、ごはん、パン、甘いお菓子などの糖質、それに体内ではタンパク質からも中性脂肪はつくられます。**

食事で摂取した脂肪分は胃で消化され、小腸に送られます。小腸では中性脂肪は遊離《ゆうり》脂肪酸とグリセロール(グリセリン)に一度分離され、小腸粘膜細胞に取りこまれます。そしてリンパ管から血管へと送られ、全身へ運ばれ利用されます。不要な脂肪酸とグリセロールはふたたび結合して中性脂肪になります。

中性脂肪はカイロミクロンとなって、血液を介して肝臓に輸送されます。肝臓でカイロミクロンはＶＬＤＬとなり、全身に運ばれることでエネルギーとして使われます。余った分は皮下脂肪や内臓脂肪として貯えられます。

ごはんやパンに含まれる糖質は、唾液《だえき》や胃、小腸などの消化液によってブドウ糖に分解されます。ブドウ糖はそのまま脳や筋肉など体全体のエネルギー源として消費され、余った分は肝臓に運ばれます。ブドウ糖は肝臓に運ばれてくると、遊離脂肪酸と合成されて、中性脂肪がつくられます。

絶食や糖質制限ダイエットなどの極端な食事制限をすると、タンパク質は肝臓でアミノ酸から糖質に変えられて、中性脂肪になります。中性脂肪になる工程は糖質とまったく同じです。中性脂肪は脂質、糖質、タンパク質の３大栄養素すべてがもとになって、つくられていることがわかります。

●中性脂肪は糖質に続いて2番目に利用されやすいエネルギー源になる

人体においてもっともエネルギーになりやすいのは糖質です。糖質は運動前に摂取することで、すぐに力を出せるようになるという特徴をもっています。

中性脂肪のおもな役割は、体を動かすエネルギー源になることです。エネルギー源の主役であるブドウ糖がなくなったときに、代わりに中性脂肪が使われるしくみになっています。タンパク質は、エネルギー源としての糖質が不足し、なくなりかけてくるころにエネルギー源となって使われます。

揚げものや甘いものなどを食べすぎると、エネルギーとして使いきれなかった脂質と糖質が体内にたくさん余るため、中性脂肪が増えてしまいます。余った中性脂肪が貯えられるのが、皮下と内臓まわりで、それぞれ「皮下脂肪」「内臓脂肪」とよばれます。おなかや二の腕のつまめる分が皮下脂肪です。内臓脂肪は、小腸や肝臓などの臓器のまわりにつく脂肪。おなかがぽっこりしているのに、指でつまめないのは内臓脂肪がついている証拠です。

しかし、皮下脂肪や内臓脂肪は、無駄についているわけではありません。適度な皮下脂肪は、体温を一定に保ち、内臓を外からの刺激や衝撃から守るという役割があります。

悪者扱いされている内臓脂肪にも、臓器が動かないように一定の位置に保つ緩衝材《かんしょう》の役割があります。ただし、メタボリックシンドロームと診断されるほどの皮下脂肪や内臓脂肪が生活習慣病のもととなることには変わりありません。

中性脂肪が増えるとHDLコレステロールが減る

増加した中性脂肪がLDLコレステロールを増やし、HDLコレステロールを減らす

中性脂肪の増減とHDLコレステロール、LDLコレステロールの増減には、深いかかわりがあります。中性脂肪が増えすぎると、LDLコレステロールが増えて血管壁にたまり、動脈硬化になりやすくなってしまいます。

血液のなかに中性脂肪が増えると、まずHDLコレステロールが減っていきます。すると、LDLコレステロールが増えはじめるのです。

中性脂肪が増えると、消化酵素のリパーゼの働きが弱くなってしまいます。そうなると、血液のなかの比較的大きなリポタンパク（カイロミクロンやVLDL）の分解が進まなくなり、HDLコレステロールがつくられにくくなるのです。

HDLコレステロールが減少すると、次は余分なLDLコレステロールが肝臓に回収され

‥中性脂肪とＨＤＬコレステロール、ＬＤＬコレステロールの関係‥

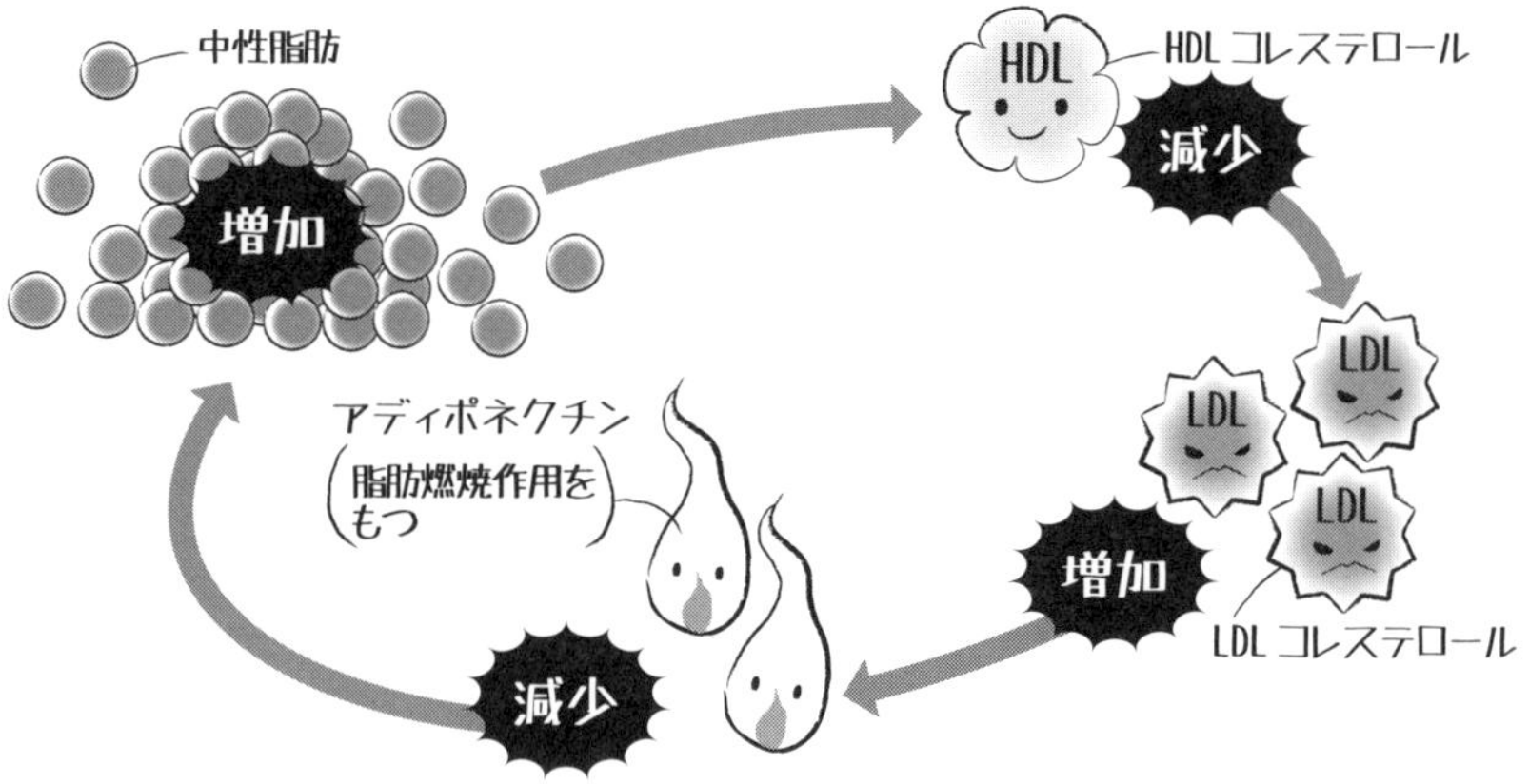

中性脂肪が増えると HDL コレステロールが減り、LDL コレステロールが増える

なくなり、ＬＤＬコレステロールが増えてしまいます。

血液中の中性脂肪の増加は、ＨＤＬコレステロールと脂肪細胞から血液中に分泌されるアディポネクチンの減少を招いてしまいます。

アディポネクチンは血流に乗って全身をめぐり、血管壁の傷ついた部分を修復したり、脂肪を燃焼して中性脂肪を減少させたりします。

また、内臓脂肪の増加は、中性脂肪の増加を意味します。内臓脂肪はＴＮＦ-αを分泌し、中性脂肪を減少させる働きを弱めていることがわかっています。このため中性脂肪が増加しやすくなってしまうのです。

女性のお悩み相談室②

「更年期との上手なつきあい方は？」

更年期とは、閉経の平均年齢である50～52歳の前後の5～10年ぐらいとされています。しかし、個人差があり、40～60歳代までととらえられることもあります。

閉経を迎えるころには、女性ホルモンのひとつであるエストロゲンの分泌量が急激に減少するため、自律神経の不調が起こります（20ページ参照）。これを更年期障害といいますが、この不調も個人差がとても大きく、日常生活に支障をきたすほど重い症状の人が4割にも達します。

それほどつらいときは我慢をしないこと。婦人科、女性外来、更年期外来を早めに受診しましょう。また、まじめで神経質、がんばりすぎる、完ぺき主義の気質の人は症状が重くなりがち。日ごろから休憩やリラックスに努めましょう。

パート3

異常値が女性にもたらす病気と治療法

コレステロールが引き起こす脂質異常症

総コレステロールより、ＬＤＬ・ＨＤＬコレステロールの値に注意する

脂質異常症とは、血液中の中性脂肪やＬＤＬコレステロールが増えすぎたり、ＨＤＬコレステロールが減りすぎたりする状態のことです。従来はＬＤＬとＨＤＬを区別せずに、総コレステロール値が２２０㎎／dLを超えると「高コレステロール血症」「高脂血症」と診断されて、治療の対象とされてきました。最近ではＬＤＬを単独で測定できるようになり、総コレステロールの値は診断基準から外れていました（２０１８年復活予定）。また、ＨＤＬコレステロール値が低すぎる場合も治療の対象となるため、「高」がつくよび方ではなく「脂質異常症」というようになりました。

日本動脈硬化学会の脂質異常症の診断基準は、ＬＤＬコレステロール値が１４０㎎／dL以上（高ＬＤＬコレステロール血症）、ＨＤＬコレステロール値が40㎎／dL未満（低ＨＤＬコレ

脂質異常症の種類

高LDLコレステロール血症	LDLコレステロール値が140mg/dL以上
低HDLコレステロール血症	HDLコレステロール値が40mg/dL未満
高中性脂肪血症	中性脂肪値が150mg/dL以上

HDLコレステロール値が低くても脂質異常症と診断される

ステロール血症)、中性脂肪の値が150㎎/dL以上(高中性脂肪血症)です。

さらに、LDLコレステロール値が120~139㎎/dLの場合を、「境界域高LDLコレステロール血症」とする新たな診断基準が導入されました。これは、高血糖や高血圧、喫煙などほかの危険因子が合わさると、LDLコレステロール値が140㎎/dL以上でなくても、冠動脈疾患の発症リスクが高まるからです。これらのいずれかに該当する場合に、脂質異常症と診断されます。

●性別、年齢、危険因子によって目標値が異なる

脂質異常症と診断されても、今まで狭心症や心筋梗塞などの冠動脈疾患にかかっていなければ、

医師から生活習慣の指導を受けることになります。

生活習慣を改善していくうえで、ＬＤＬコレステロール、ＨＤＬコレステロール、中性脂肪の値をどれくらいの数値に抑えるかの目標値（管理目標値）が定められています。これは、男女別、年齢別、喫煙の有無などによって、目標数値が異なります。

ＨＤＬコレステロール値は40㎎／dL以上、中性脂肪の値は１５０㎎／dL未満と統一されていてわかりやすいのですが、ＬＤＬコレステロール値は、リスクの高い順に１００㎎／dL未満、１２０㎎／dL未満、１４０㎎／dL未満、１６０㎎／dL未満とグレードが分けられています。

たとえば、ＬＤＬコレステロール１４０㎎／dL以上で冠動脈疾患や糖尿病、脳梗塞、閉塞性動脈硬化症のない女性で「55歳以上」「高血圧」「たばこを吸う人」は、リスクが３つなので、厳格なコレステロール管理が推奨されます。ＬＤＬコレステロールの目標数値は１２０㎎／dLとなります。左ページのチェックリストで、自分がもっているリスクとＬＤＬコレステロールの管理目標値をチェックしてみましょう。過去に冠動脈疾患にかかった人は、生活習慣の改善とともに投薬治療が行なわれます。

脂質異常症のチェックシート

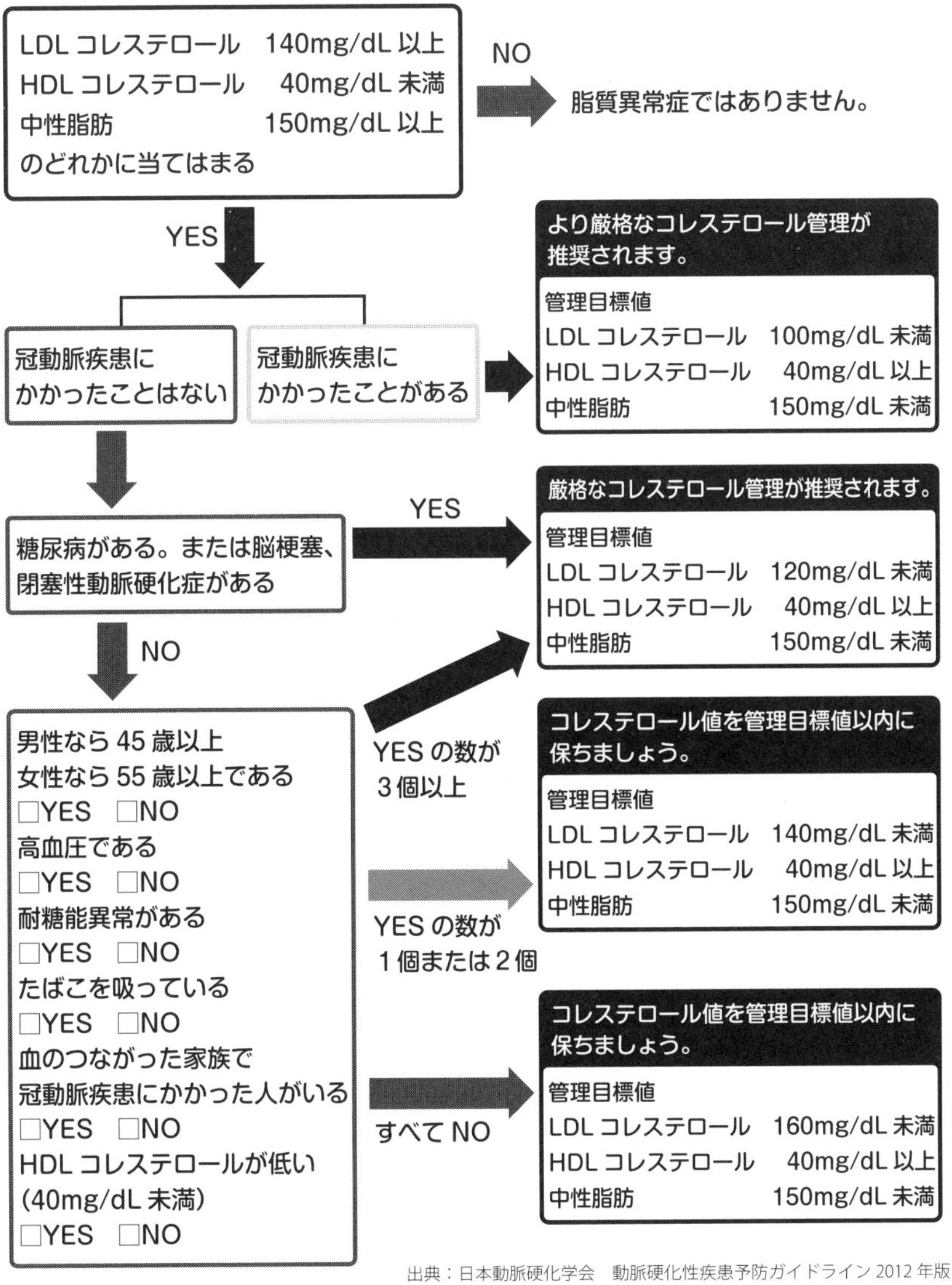

LDL コレステロール　140mg/dL 以上
HDL コレステロール　40mg/dL 未満
中性脂肪　150mg/dL 以上
のどれかに当てはまる
NO
脂質異常症ではありません。
YES
冠動脈疾患にかかったことはない
冠動脈疾患にかかったことがある
より厳格なコレステロール管理が推奨されます。
管理目標値
LDL コレステロール　100mg/dL 未満
HDL コレステロール　40mg/dL 以上
中性脂肪　150mg/dL 未満
糖尿病がある。または脳梗塞、閉塞性動脈硬化症がある
YES
厳格なコレステロール管理が推奨されます。
管理目標値
LDL コレステロール　120mg/dL 未満
HDL コレステロール　40mg/dL 以上
中性脂肪　150mg/dL 未満
NO
男性なら 45 歳以上
女性なら 55 歳以上である
□YES　□NO
高血圧である
□YES　□NO
耐糖能異常がある
□YES　□NO
たばこを吸っている
□YES　□NO
血のつながった家族で
冠動脈疾患にかかった人がいる
□YES　□NO
HDL コレステロールが低い
(40mg/dL 未満)
□YES　□NO
YES の数が
3 個以上
コレステロール値を管理目標値以内に保ちましょう。
管理目標値
LDL コレステロール　140mg/dL 未満
HDL コレステロール　40mg/dL 以上
中性脂肪　150mg/dL 未満
YES の数が
1 個または 2 個
コレステロール値を管理目標値以内に保ちましょう。
管理目標値
LDL コレステロール　160mg/dL 未満
HDL コレステロール　40mg/dL 以上
中性脂肪　150mg/dL 未満
すべて NO

出典：日本動脈硬化学会　動脈硬化性疾患予防ガイドライン 2012 年版

コレステロール値の管理目標値を確認して治療に取りくむ

脂質異常症にはいくつかの種類がある

日本人はLDLコレステロール値が高い脂質異常症が多い

脂質異常症は、LDLコレステロール値が高すぎる「高LDLコレステロール血症」、中性脂肪の値が高すぎる「高中性脂肪血症」、HDLコレステロールが基準値に満たない「低HDLコレステロール血症」の3種類に分けることができます。

どのタイプかによって生活習慣の改善方法や治療方法は異なります。健康診断表の結果をみて、自分のタイプを理解しておくことが大切です。

WHO（世界保健機関）ではさらに6つのタイプに分けて、動脈硬化の予防に役立てています。コレステロールを運ぶリポタンパク（44ページ参照）のカイロミクロン、VLDL、LDL、HDLのどれが増えているのか、あるいはどの組み合わせで増えているのかによって分けているのです。

脂質異常症の6タイプ（WHO）

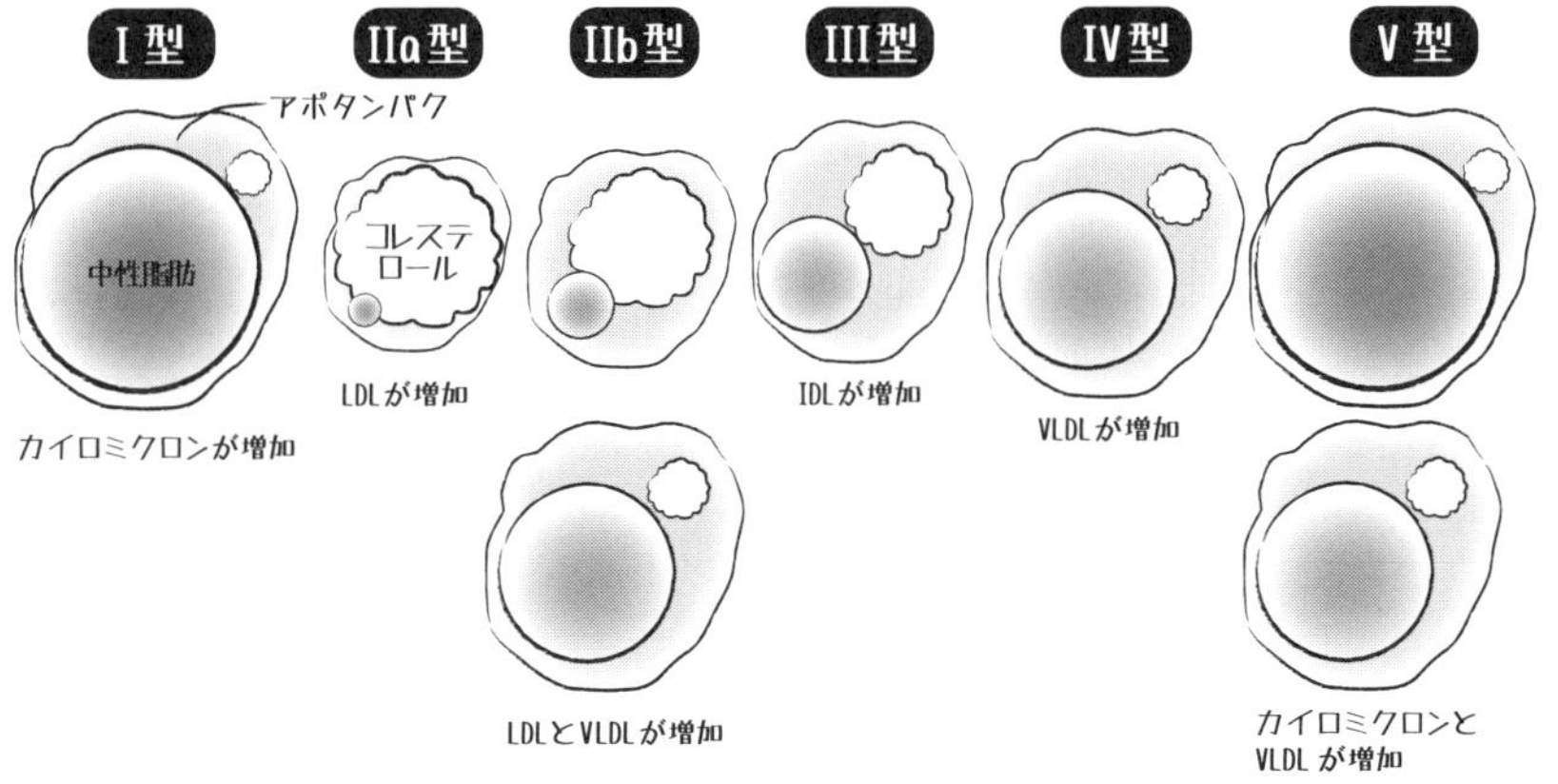

日本人に多いのはⅡa、Ⅱb、Ⅳ型である

3種類の脂質異常症をWHOの6分類に当てはめると、次のようになります。

脂質異常症と診断された人の50%以上が該当するのが、血中のLDLコレステロールが増加する「高LDLコレステロール血症（Ⅱa型）」です。とくに閉経後の女性に多いのが特徴で、LDLコレステロールは動脈硬化を促進する作用が強いため、狭心症や心筋梗塞など冠動脈疾患の最大の危険因子ともいわれています。

男性に多いのは、VLDLが増加する「高中性脂肪血症（Ⅳ型）」です。脂質異常症と診断された男性の約半分が該当します。もうひとつは、LDLとVLDLが増加する「高LDLコレステロール・高中性脂肪血症（Ⅱb型）」で、動脈硬化を引き起こす確率が高いタイプです。

コレステロールが過剰になると動脈硬化を引き起こす

動脈硬化の起こり方や起こる場所は、人によって異なる

脂質異常症には特別な自覚症状がありません。このため、「ＬＤＬコレステロールや中性脂肪の値が高いけれど、どこも痛くないし、何も異状を感じないから大丈夫」とそのままにしてしまいがちです。

生活習慣を改善しないで脂質異常症をそのまま放っておくと、動脈硬化を進行させて心筋梗塞や脳梗塞などの重大な病気を引き起こしてしまいます。

では、脂質異常症がなぜ動脈硬化を引き起こしてしまうのでしょうか。まず動脈や血管の構造から説明しましょう。動脈は心臓から押し出された酸素や栄養素を含んだ血液を全身に運ぶ役割をしています。このため、体のすみずみまではりめぐらされています。

血管は内膜、中膜、外膜と3層構造になっています。内膜には血液と接して重要な役割を

血管の３層構造

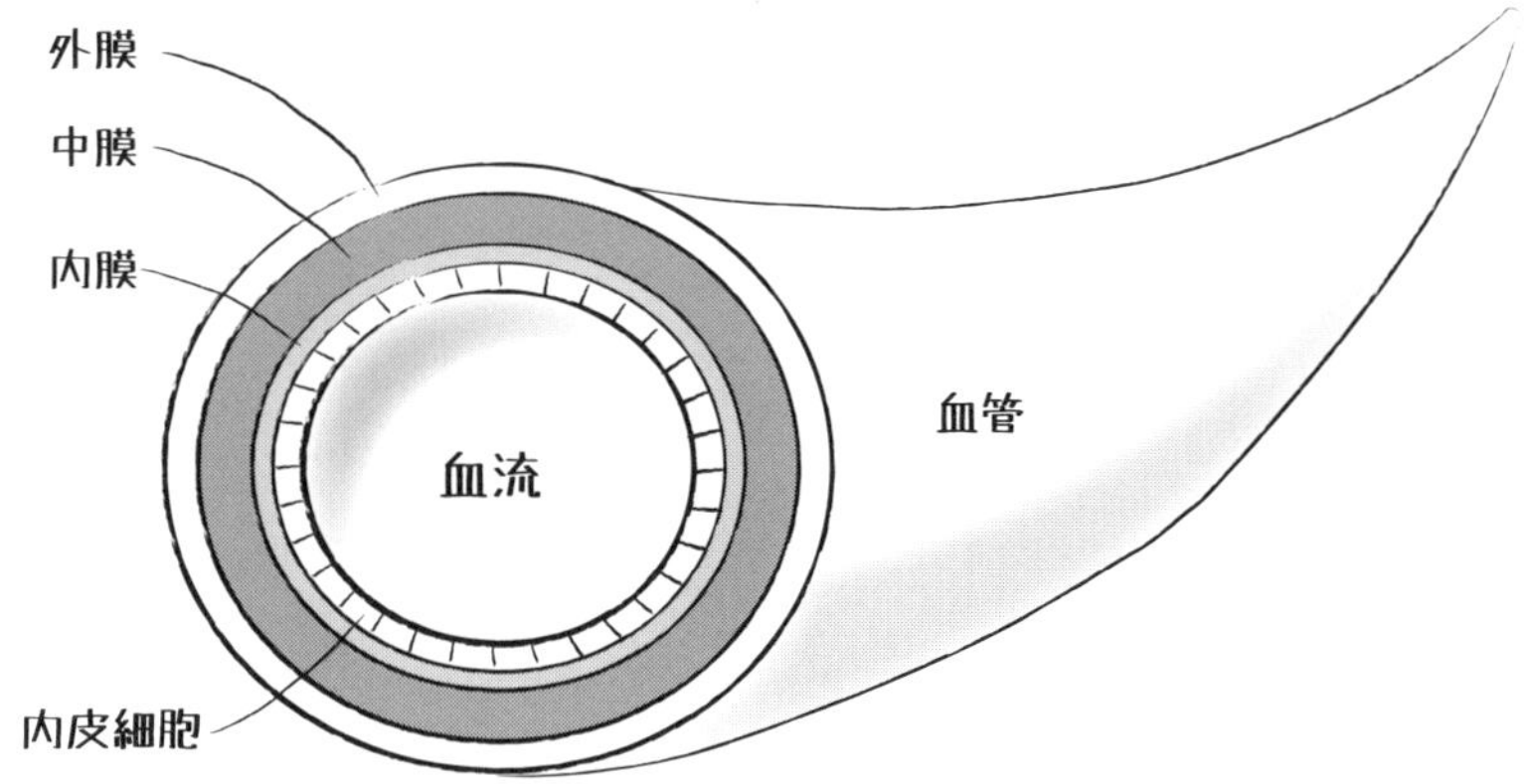

血管は３つの層からできている

する内皮《ないひ》細胞が、中膜には血管の収縮などの調整を行なう平滑筋《へいかつきん》細胞があります。外膜は血管を支持・保護する働きをもっています。

動脈硬化というと血液がドロドロになって血管が詰まってしまうイメージが強いのですが、動脈硬化の起こり方や起こる場所によって種類がちがいます。

●コレステロールと深い関係がある　アテローム動脈硬化

動脈硬化の種類には、細動脈硬化、アテローム（粥状《じゅくじょう》）動脈硬化、メンケルベルグ型（中膜）硬化があります。

細動脈硬化は、脳や腎臓の細い血管の3層全体がもろくなって破れてしまうものです。これは、血圧が高かったり、HDLコレステロール値が低すぎたり、タンパク質が不足していたりすることが深く関係しています。

コレステロールがもっとも深く関わっているのが、アテローム動脈硬化です。**一般的にいわれている動脈硬化は、このアテローム動脈硬化のことです。**大動脈や脳動脈などの太い動脈で起こります。動脈の内膜にコレステロールなどの脂肪からなるドロドロした粥状物質がたまって、血管の内膜にこぶができて起こるものです。

●血管の内膜に傷がついて脂質がたまる

では、コレステロールは、どのように動脈にたまってしまうのでしょうか。高血圧や高血糖などによって血管に負担がかかると、血管の内皮細胞に傷がつきます。この傷がついたところに、LDLが集まってきます。内皮細胞に入りこんだLDLは、活性酸素によって酸化されます。これが悪の根源「酸化LDL」です。

酸化LDLを処理するために白血球の一種の単球もはりつきます。単球は内皮細胞に入りこんで、マクロファージに変わります。マクロファージは細菌や異物を取りこむ「体の掃除役」ともいわれるアメーバ状の大きな細胞です。マクロファージは酸化LDLをどんどん取

アテローム動脈硬化のしくみ

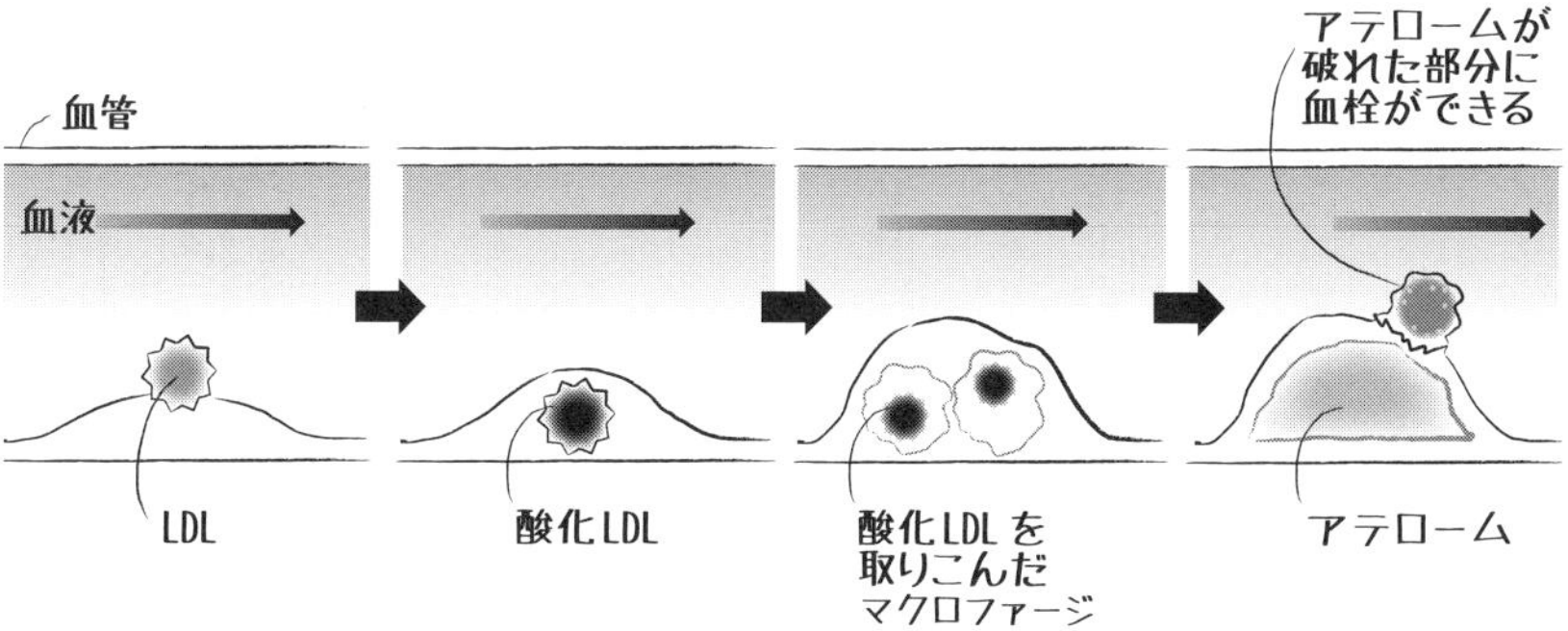

アテロームができると血流が悪くなる

りこむことで大きくなります。時間が経過するとともに、マクロファージはドロドロの粥状になってしまうのです。

粥状の物質がたまってくるとコブのようになります。これをアテロームといい、アテロームができた状態をアテローム動脈硬化といいます。

アテロームが破れてしまうと、破れたところに血栓ができて血管が詰まります。血栓が血流にのって運ばれると、細い動脈を詰まらせてしまいます。

また、血管の内側が狭くなると必要な酸素や栄養が体中にいきわたらなくなり、臓器や組織に悪い影響をおよぼしてしまうのです。

エストロゲンは動脈硬化を抑制している

閉経後は動脈硬化による病気の発症率が男性より高くなる

閉経前の女性が動脈硬化が引き金となる心筋梗塞や脳梗塞を発症する割合は低く、男性の約5分の1です。しかし、閉経後の55歳ぐらいから発症率がぐんと上昇します。心筋梗塞を発症する平均年齢は、女性では74歳、男性では65歳です。女性は男性にくらべ心筋梗塞の発症が約10年遅いのです。

これには女性ホルモンのひとつ、エストロゲンが大きく関係しています。エストロゲンの分泌は、初経を迎える12歳前後から増えはじめ、30代後半の卵巣機能が衰えはじめるころから、だんだんと減少していきます。卵胞がなくなり閉経すると、エストロゲンの分泌は止まるのです。

エストロゲンは骨、肝臓、皮膚、心筋などの細胞の増殖や抑制、すい臓、腎臓、甲状腺、筋肉、

血管など、さまざまな器官が正常に作用するように助ける働きをしています。

さらにエストロゲンには、動脈硬化を抑制する作用もあります。この抑制作用は、血管に対する間接的な作用と直接的な作用のふたつに分けられます。

間接的な作用とは、ＬＤＬコレステロールを減らし、ＨＤＬコレステロールを増やして脂質代謝を改善する働きや、ＬＤＬコレステロールを酸化しにくくする働きです。また、冠動脈疾患の危険因子である内臓脂肪の増加を抑制します。

直接作用には、血管内皮細胞での一酸化窒素の分泌を増加させて内膜を保護したり、血管平滑筋を拡張させ、血管平滑筋細胞の増殖を抑制したりします。最近では、この直接作用のほうが、よりいっそう動脈硬化の抑制に役立っていることがわかってきました。エストロゲンは、これらの作用を通じて動脈硬化を抑制しているのです。

ところが、更年期前後にはエストロゲンが減少し、閉経後にはエストロゲンの分泌がストップしてしまうので、このような動脈硬化を抑制する働きも低下してしまいます。狭心症や心筋梗塞、脳卒中など、女性の冠動脈疾患の罹患率や死亡率が、55歳以上から急激に増えるのは、このためです。75歳以上では男性の死亡数を上回ってしまいます。

動脈硬化が進むと全身に悪影響がおよぶ

心臓、脳だけでなく腎臓、胸・腹部の血管にも動脈硬化は起こる

動脈硬化になると、血液の流れが悪くなり心臓に負担がかかるため、高血圧、心臓肥大などが起こりやすくなります。さらに進行すると、65ページで説明したように、血管にアテロームができます。

血管の内側をおおっている内膜は薄いので、アテロームが大きくなると破れやすくなってしまいます。アテロームが破れてできた血栓が血管をふさいでしまうと血液の流れが滞《とどこお》り、その先に酸素や栄養素を運べなくなります。そして、栄養素をもらえなくなった細胞は死んでしまいます。

たとえば心臓の冠状動脈に血栓ができて詰まると、狭心症や心筋梗塞になり、脳の血管に血栓ができると、脳梗塞を発症します。

狭心症と心筋梗塞のしくみ

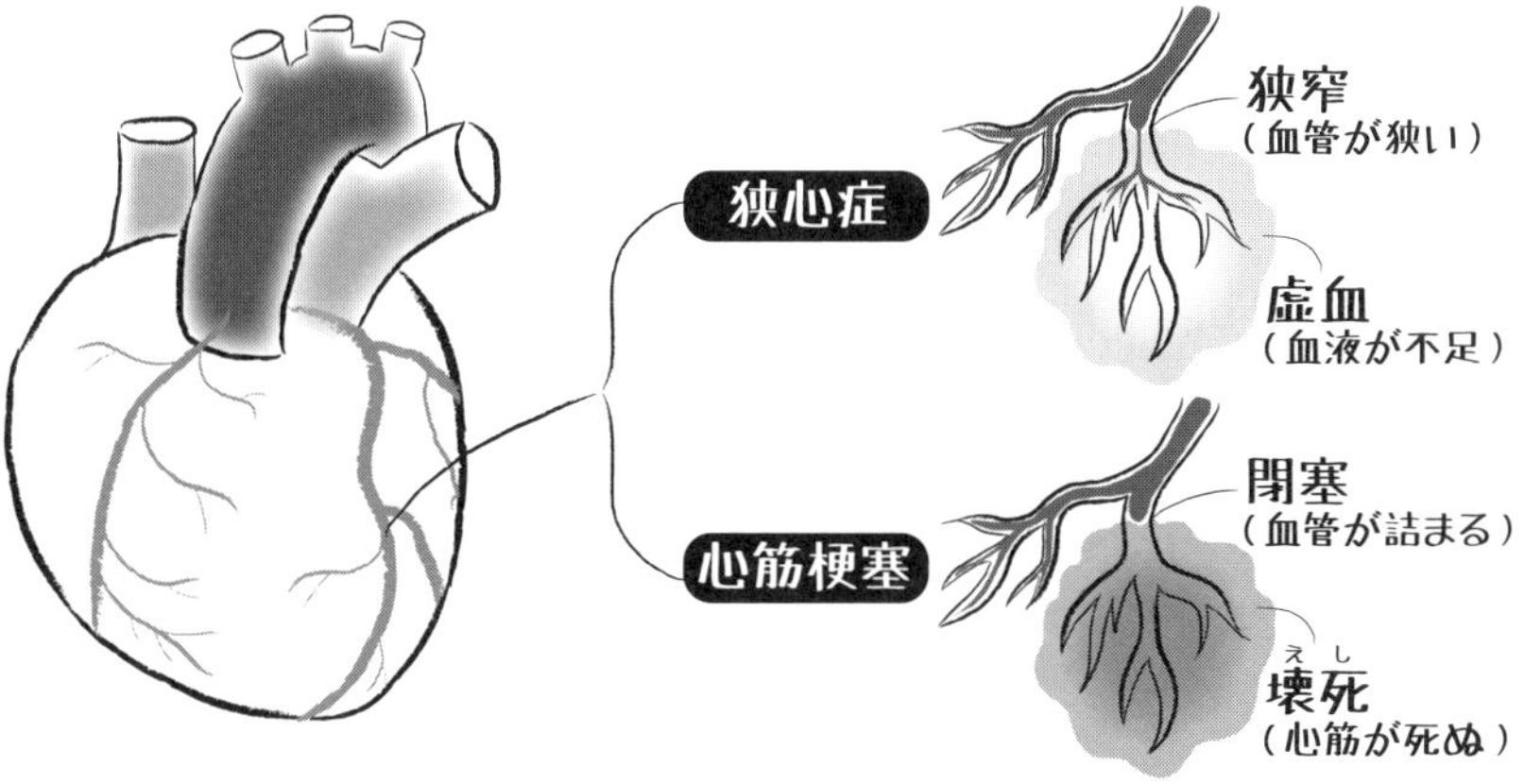

動脈硬化になると血管が狭くなったり、詰まったりしてしまう

動脈硬化は、心臓の冠状動脈や脳の動脈のほか、大動脈、頚部《けいぶ》、腎臓、内臓、手足の動脈など、全身にわたって起こります。ただ、アテロームができやすく動脈硬化が起こりやすいのは、ただちに命に関わる心臓や脳の太い動脈です。

●動脈硬化が心筋梗塞を引き起こす

動脈硬化から血栓ができ、心筋梗塞にいたる過程をもう少しくわしくみてみましょう。

心臓が動き続けるためには、つねに大量の酸素と栄養素が必要です。このため、冠動脈という動脈をはりめぐらせて、心筋に十分な酸素と栄養素を補給しています。

冠動脈は心臓から全身に血液を送り出す大動脈の根元から、左冠動脈と右冠動脈に分かれています。その冠動脈はさらに細かく枝分かれしていき、網の目のように心筋全体をおおっています。この冠動脈のどこかで動脈硬化が起こり、血流が悪くなったり、血栓ができて血流が途絶えたりすると、心臓に酸素や栄養素が十分に送られなくなります。

狭心症は、労作性《ろうさせい》狭心症と安静狭心症に分けられます。労作性狭心症は、労作時（運動時）に胸の痛みや息苦しさを感じる症状で、冠動脈に動脈硬化が起こり、心筋の仕事量に見合っただけの酸素供給ができなくなったために起こります。安静狭心症は労作に関係なく、冠動脈の痙攣や高度な狭窄によって起こります。

心筋梗塞はアテロームが破れて冠動脈が血栓で完全に詰まった状態になる病気で、心臓発作を引き起こします。

●脳、腎臓、大動脈で起こる動脈硬化

動脈硬化は、心臓の冠動脈以外でも全身で病気を引き起こします。そのうちのいくつか代表的なものをみてみましょう。

◎脳卒中

脳動脈に動脈硬化が起こり血管がもろくなると、血管が破けやすくなります。脳卒中にはいくつかの種類がありますが、大きく「脳出血」と「脳梗塞」に分けることができます。脳出血は、血管が破れて出血した状態です。また、動脈硬化により脳の血管が細くなって詰まり、完全にふさがってしまうことで脳梗塞が起こります。

◎腎硬化症

腎臓の細い血管の動脈硬化が進み、腎機能が衰える病気です。夜間、頻尿になり、色の薄い尿がたくさん出ます。

◎大動脈瘤

胸部や腹部を通っている大動脈にも動脈硬化は起こります。大動脈がもろくなって、血圧に耐えられなくなるとこぶのように膨れてしまいます。こぶが大きくなると、やがて破裂して大出血を起こし、死亡するケースもあります。

◎閉塞性動脈硬化症

足の血管に動脈硬化が起こると、足にしびれや冷え、痛みなどの症状が出ることがあります。この病気が閉塞性動脈硬化症です。長い間放っておくと、足の先に血液が流れなくなり、壊死を起こしてしまうこともあります。

脳梗塞にも種類があり男女で発症しやすい種類がちがう

女性は総コレステロール値が高いことなどが原因で脳梗塞を発症する割合が高い

男女の脳梗塞の発症比率については、疫学《えきがく》研究から男性が女性の1・5倍となっており、男性のほうが多いことがわかっています。血圧が上昇するほど、発症率が高くなることも明らかです。

脳梗塞の危険因子は、男性は心臓の左室《さしつ》肥大、耐糖能異常、喫煙、飲酒で、女性の場合は総コレステロール値が高い、肥満、心電図のＳＴ値が低下（心臓肥大や心臓の血液循環が不十分）ということもわかっています。

脳の血管が詰まって引き起こされる脳梗塞には、アテローム血栓性脳梗塞、ラクナ梗塞、心原性脳塞栓症《しんげんせいのうそくせんしょう》などの種類があります。そして、男性と女性では、発症しやすい種類が異なっています。

アテローム血栓性脳梗塞は、首から頭にかけて通っている頚動脈の血管が詰まって起こります。欧米人に多くみられますが、最近では日本人にも増えてきています。アテロームが血栓をつくり、血管をふさいで詰まったり、血栓がはがれて流れてしまい、その先で詰まったりするのが原因で、男性に多いのが特徴です。

いっぽう、脳の深い部分の細い血管が詰まって起こるのがラクナ梗塞です。

ラクナ梗塞は日本人にもっとも多く、脳梗塞発症の約半数を占めており、比較的女性に起こりやすい脳梗塞です。細い動脈が高血圧によって傷めつけられ、そのままの状態で破れずに長い時間が経過すると、血管がだんだん詰まっていき、1・5㎝以下の小さな梗塞ができてしまいます。

ラクナ梗塞は糖尿病など、高血糖にも関係が深いとされています。症状が現われないことが多いため、無症候性脳梗塞ともいわれています。

心原性脳塞栓症は、心臓のなかでできた血栓が首の左右にある頚動脈を通って、脳の太い動脈で詰まって起こる脳梗塞です。

閉経後は動脈硬化の引き金となるものを予防する

危険因子をできるだけ取りのぞくことが、動脈硬化予防の第一歩

女性は閉経後にＬＤＬコレステロールや中性脂肪の値がぐんと高くなります。脂質異常症は動脈硬化の引き金となりますが、ほかの危険因子をともなうことによって、リスクがさらに高まります。

閉経後の女性が脂質異常症と診断された場合には、動脈硬化を予防するためにＬＤＬコレステロールと中性脂肪の値を下げて、ＨＤＬコレステロール値を上昇させることが目標となります。

それまで冠動脈疾患を一度も患ったことがなければ、すぐに薬による治療をする前に、まずは生活習慣を改善することが大切です。

日本動脈硬化学会のガイドラインにも、「閉経前の女性における脂質異常症に対しては、

生活習慣改善による非薬物療治療が中心となる」と明記されています。

ただ、脂質異常症以外の危険因子がある場合には「閉経後の女性の脂質異常症においては、生活習慣の改善が優先されるが、危険因子を十分勘案《かんあん》して、薬物療法も考慮する」とも記されていて、ほかの危険因子が合併することによって、動脈硬化を早めてしまうことがわかっています。

動脈硬化による冠動脈疾患や脳血管疾患などには、脂質異常症のほかにもさまざまな危険因子があります。脂質異常症以外に危険因子をもっているかいないか、また危険因子をもっていたとしても、それが軽度か重度かが問題になってきます。

閉経後の脂質異常症以外の危険因子には、加齢、高血圧、糖尿病、喫煙、肥満、冠動脈疾患の家族歴があげられます。とはいえ、自分の力で加齢を止めたり家族歴をなくすことはできません。この危険因子のうち、喫煙と糖尿病がとくに重大とされています。

糖尿病、高血圧、喫煙、肥満などについては生活習慣を変えることで予防でき、危険性を小さくすることもできます。つまり、閉経後はそれまでの運動不足、喫煙、不規則な生活など、生活習慣を見直すことが動脈硬化の予防の第一歩となるわけです。毎日の生活で危険因子を取りのぞくよう努力することが大切です。

血圧は更年期以降にぐんと上昇する

エストロゲンの減少が、血圧を上がりやすくしている

20代、30代では早起きが苦手なほど低血圧だったのに、40代から50代で血圧がぐんと上がってびっくりすることがあります。

若いころに血圧が低いのは、女性特有のものです。血圧は、小学生ころまでは男女差はみられませんが、中学生になるころには、だんだんと男女差が現われてきます。これは、男女に体格の差が出てくることと、女子の12歳前後の初経が理由です。初経が起こると、女性ホルモンの分泌が活発になります。とくにエストロゲンには血管拡張作用があり、血圧が低くなります。

データをみると、30代まで低かった血圧が、卵巣の機能が衰えはじめる45歳以降になると上昇し、その後加齢とともに急速に高くなっていくのがわかります。そして、70歳代で男性

血圧の年齢・男女比較（平成18年）

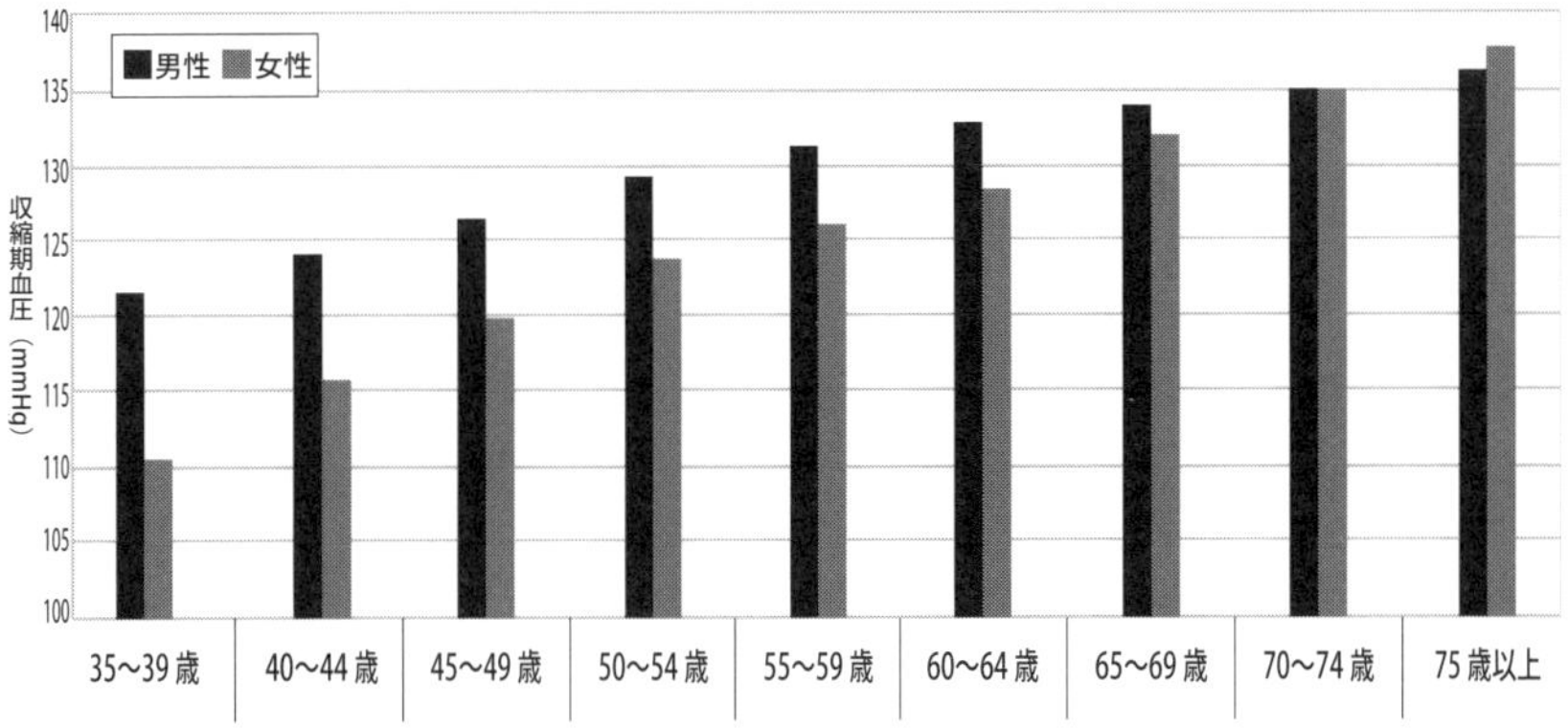

出典：天野惠子総合健診 2013年40巻6号

女性は45歳以降から血圧が急上昇する

の血圧に追いついてしまいます。**40代後半になりエストロゲンが減少してくると、血管の拡張作用が得られないだけでなく、収縮性が高まって血圧の上昇をもたらします。**さらに、加齢にともなう運動不足、肥満が加わって、血圧が上がってしまうのです。

更年期には、精神的に不安定になりやすいため、血圧が上昇しやすくなります。イライラ、ドキドキしたりすると血管が収縮してしまうからです。ただし、病院での血圧測定のときだけ一時的に血圧が上がる「白衣高血圧」の場合もあるので、閉経後はふだんから定期的に計測して、自分の血圧の値を把握しておくことが大切です。

脂質異常症と糖尿病の合併が動脈硬化のリスクを高める

インスリン不足は血糖値を上げるだけでなく、中性脂肪も増やすもととなる

脂質異常症との組み合わせで、動脈硬化の重大な危険因子のひとつとされているのが糖尿病です。糖尿病の冠動脈疾患への影響は、男性よりも女性のほうが大きいといわれています（19ページ参照）。

実際に、LDLコレステロールや中性脂肪の値が高い脂質異常症の患者さんを対象とした調査では、糖尿病患者における冠動脈疾患の相対的危険度は女性が3・07に対し、男性は1・56と、なんと女性のほうが約2倍もリスクが高いことがわかりました。

また、はじめて心筋梗塞を発症した人の危険因子は、男性では高血圧、喫煙、糖尿病の順だったのに対し、女性は喫煙、糖尿病、高血圧の順で糖尿病の女性とそうでない女性をくらべると、心筋梗塞の発症リスクが6・1倍も高いのです。糖尿病がどれだけ女性の動脈硬化

のリスクを高くするのかがわかります。

さらに糖尿病患者における冠動脈疾患の危険因子を調べた結果、男性はLDLコレステロール、中性脂肪、喫煙の順でしたが、女性は中性脂肪、糖尿病罹患期間、LDLコレステロールの順でした。男女ともに脂質関連の影響は高いのですが、女性の場合は糖尿病が深く関わっています。

●脂質異常症と糖尿病の危ない関係

脂質異常症と糖尿病の組み合わせが、どうして動脈硬化を引き起こしやすいのか、そのしくみについて説明しましょう。

通常、食事で口から入ったごはんやパンなどの糖質は、胃や腸で分解されてブドウ糖になり血液中に吸収されます。ブドウ糖は全身に運ばれ、活動のためのエネルギーになって、余った分は肝臓や筋肉に貯蔵されます。これを「糖代謝」といい、すい臓からインスリンというホルモンが出ることで行なわれます。インスリンの分泌が不足したり、作用しなくなったりすると、糖代謝がうまくいかなくなり、ブドウ糖が血液中にたまってしまいます。これが糖尿病です。

インスリンは血糖をコントロールするだけではなく、中性脂肪を分解するリパーゼという酵素を活性化させる働きもしています。糖尿病になるとインスリンが不足するため、中性脂肪が分解されにくくなり、血液中に中性脂肪がたまりやすくなってしまうのです。

こうなると血液中にブドウ糖と中性脂肪がたまってしまうので、血管内がドロドロの粥状になり、アテロームもつくられやすくなります。このように、脂質異常症と糖尿病が合併すると動脈硬化のリスクが高くなるわけです。

●閉経後に糖尿病の発症率が高くなる理由

女性ホルモンのエストロゲンには、インスリンの働きを助ける作用もあります。**閉経後はエストロゲンの分泌が止まってしまうため、インスリンが肝臓や筋肉、脂肪細胞などで正常に働かなくなってしまいます。**これを「インスリン抵抗性」といいます。

閉経後は、知らない間にインスリンの分泌が少なくなったり、働きが悪くなったりして、耐糖能異常（境界型糖尿病）が進んでしまいます。

エストロゲンの分泌がある閉経前までは、男性のほうが糖尿病の発症数は多いのですが、閉経後はだんだんと女性の発症数も増え、70代以降には男性を超えてしまいます。閉経後は、最

インスリン抵抗性のしくみ

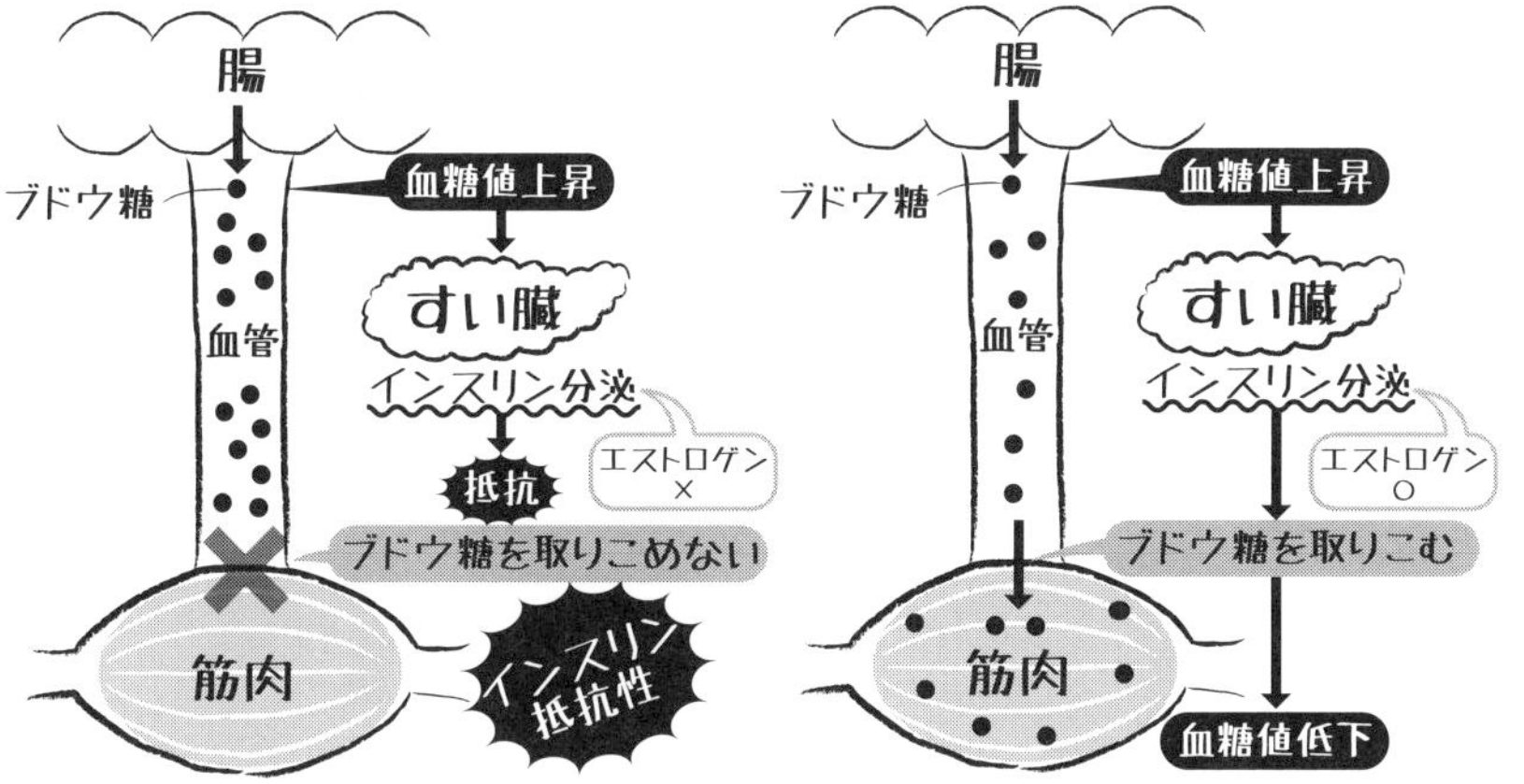

筋肉などがブドウ糖を取りこまなくなってしまう

低でも年に1回は血糖値をチェックして、境界型糖尿病、糖尿病の予防に努めるようにしましょう。

●脂質異常症に多くみられるインスリン抵抗性

インスリンが不足したり、働きが悪くなったりして起こるインスリン抵抗性は、肥満、高血圧症の人だけでなく、高中性脂肪血症、低HDLコレステロール血症の人にも多くみられます。このことから、インスリン抵抗性は血糖値だけでなく血圧やコレステロール、中性脂肪の代謝にも影響していることがわかります。

境界型糖尿病や糖尿病と診断されたら、コレステロールや中性脂肪の値もチェックして、早いうちに生活習慣を改善しましょう。

肥満も動脈硬化を促進する

閉経後には女性も内臓脂肪型肥満が増えてくる

肥満も動脈硬化を促進する危険因子のひとつです。肥満は、食事で摂取したエネルギーが、代謝で消費されるエネルギーを上回ってしまい、脂肪組織が蓄積した状態をいいます。

肥満を数値に表わしたのがＢＭＩです。ＢＭＩの計算方法は１０３ページの「ＢＭＩ（肥満度）のはかり方」を参考にしてください。日本肥満学会ではＢＭＩ25以上を肥満と定義しています。最近では、デジタルの体重計などでも測定できます。

ＢＭＩの数値は、男性は40～50歳をピークに加齢とともに減少します。いっぽう、女性は40歳から5歳ごとに段階的に上昇していきます。70歳を過ぎると、男女差がなくなってしまいます。

肥満には、皮下脂肪型肥満と内臓脂肪型肥満のふたつのタイプがあります。皮下脂肪型肥満は、お尻、太ももなど下半身に脂肪がつくタイプです。下半身肥満とか、形が似ていることから洋ナシ型肥満といわれ、女性に多いのが特徴です。

内臓脂肪型肥満は、おなかまわりや胃・腸・肝臓などの内臓の周辺に脂肪がついて、おなかがぽっこりとするため、上半身型肥満やリンゴ型肥満ともよばれることがあり、男性に多くみられます。

内臓脂肪は、遊離脂肪酸を放出します。遊離脂肪酸が多くなると肝臓でコレステロールが合成されるので、脂質異常症を招きやすくなります。また、遊離脂肪酸が多いと、血糖値が下がりにくくなります。**この結果、内臓脂肪型肥満になると、脂質異常症、糖尿病、高血圧、高尿酸血症、動脈硬化などになりやすくなるのです。**

閉経後の女性は、内臓脂肪型肥満になる人が増えてきます。これは、閉経前にはエストロゲンが脂肪を構成する白色細胞を抑制していたのですが、閉経後はエストロゲンが欠乏することで白色脂肪細胞が蓄積し、脂肪が増えてしまうからです。閉経後は、女性にも内臓脂肪型肥満が増えてくるので、下半身が太っていなくても注意が必要です。

内臓脂肪型肥満は脂質異常症の危険因子であり、動脈硬化や冠動脈疾患や脳血管疾患などを引き起こします。定期的にＢＭＩを測定し、減量に努めることが大切です。

メタボリックシンドロームを解消する

肥満は動脈硬化の危険因子を合併させる

生活習慣が大きく関わる、肥満、高血圧、糖尿病、脂質異常症は、どれも動脈硬化の危険因子です。これらは肥満と糖尿病、高血圧と脂質異常症などと、おたがいに合併しやすいのが特徴です。

これらの生活習慣病は、単独でも動脈硬化のリスクを高めてしまいますが、これらが複数重なりあうと、さらにリスクは高まり、動脈硬化の進行も早めてしまいます。

動脈硬化が進行すると心筋梗塞や脳梗塞などを引き起こす原因になるため、肥満をより早期に把握しようと、メタボリックシンドロームという概念が取りいれられています。

メタボリックシンドロームの基準は国によって異なりますが、日本では腹部肥満を基準にしています。そのうえでほかの検査を行なって、高血圧、糖尿病、脂質異常症などの早期発

メタボリックシンドロームの診断基準

①必須項目（内臓脂肪蓄積）　ウエスト周囲径　男性 85cm 以上　女性 90cm 以上

②選択項目
①に加えさらに次のうち２項目以上当てはまる

脂質異常症	高血圧	高血糖
中性脂肪 150mg/dL 以上 HDL コレステロール 40mg/dL 未満	最大（収縮期）血圧 130mmHg 以上 最小（収縮期）血圧 85mmHg 以上	空腹時血糖 110mg/dL 以上
のいずれか、または両方	のいずれか、または両方	

①と②に当てはまる人はメタボリックシンドロームと考えられる。

ウエストのサイズでメタボリックシンドロームを診断する

見をして、動脈硬化の予防に役立てようというものです。

腹囲の基準は、男性が85㎝以上、女性が90㎝以上です。なぜ腹囲を基準とするかというと、腸を支える腹膜の内臓脂肪をはかるためです。

さらに次の項目のふたつに当てはまると、メタボリックシンドロームと診断されます。

◎中性脂肪が１５０㎎／dL以上
ＨＤＬコレステロールが40㎎／dL未満
◎最大血圧が１３０mmHg以上
最小血圧が85mmHg以上
◎空腹時の血糖が１１０㎎／dL以上

女性の場合、腹囲が90㎝に満たなくても、今まで述べてきたように、女性ホルモンの影響で年を重ねるごとにリスクは高まります。

●メタボリックシンドロームが動脈硬化を促進するしくみ

メタボリックシンドロームは、実際に動脈硬化によって引き起こされる心血管疾患の発症にどれだけ影響があるのでしょうか。

男女別に調べた研究結果では、メタボリックシンドロームの男性の場合、そうでない人にくらべて、虚血性心疾患の発症率は2・4倍、脳卒中は2倍でした。メタボリックシンドロームの女性の場合は、そうでない人にくらべて、虚血性心疾患は2・3倍、脳卒中は1・5倍も多いことがわかりました。

従来、脂肪組織は単にエネルギーの貯蓄臓器として考えられていたため、肥満の量的な評価はＢＭＩが用いられてきました。しかし、脂肪細胞は体の機能調節に大切な生理活性物質を活発に分泌していることがわかりました。

この生理活性物質を総称してアディポサイトカインとよびます。アディポサイトカインのなかには、メタボリックシンドロームを抑制するレプチン、アディポネクチンという、体にとってよいとされる物質があります。これらは、女性の血中に多く含まれています。

しかし、閉経後、アディポネクチンの量は変わらないものの、レプチンの量は減少するこ

……　アディポサイトカインに含まれているおもな物質　……

アディポサイトカイン

善玉
レプチン
アディポネクチン

悪玉
HB-EGF…血管を狭くする
PAI-1…血栓をつくる
TNF-α…インスリンの働きを低下させる
アンジオテンシノーゲン…血圧を上げる

アディポサイトカインの分泌異常が起こると悪玉物質の量が増加する

とがわかり、メタボリックシンドロームになりやすいことがわかりました。

さらに、メタボリックシンドロームの原因である内臓脂肪が増加し蓄積すると、脂肪細胞が肥大して増殖し、アディポサイトカインの分泌異常が起こり、レプチンやアディポネクチンが低下してしまいます。

さらに、血管を狭くするＨＢ－ＥＧＦや血栓をつくるＰＡＩ－１が多く分泌されます。これが動脈硬化を促進し、糖尿病、高血圧、脂質異常症を発症させる原因です。

内臓についた脂肪は運動や食事療法などの努力で減らすことができます。動脈硬化のリスクが高いメタボリックシンドロームは、早期治療・予防が大切です。

喫煙は心筋梗塞や脳卒中の死亡率を高める

たばこの煙は、エストロゲンの動脈硬化を防ぐ作用を阻害する

喫煙は万病のもとといわれて久しいのですが、とくに冠動脈疾患や脳卒中の危険因子になることが、数多くの研究で報告されています。

脳卒中の死亡者を、たばこを吸わない人と比較すると、1日20本以内では1・6倍、21本以上で2・17倍と、喫煙者のほうが高い値となっています。

同じく、脳梗塞の死亡者では、1日20本以内で2・97倍、21本以上で3・96倍、冠動脈疾患では20本以内で1・56倍、21本以上で4・05倍と喫煙者がさらに多いことがわかります。

女性の脳卒中死亡者をみると、1日20本以内で1・42倍、21本以上で3・91倍、脳梗塞では、1日20本以内で1・75倍、21本以上で2・31倍です。やはり喫煙者はリスクが高いことがわかります。

健康志向が高まったり、喫煙できる場所が減ったりしていることもあってか男性の喫煙率は昭和41年の68％をピークに平成21年には38％と、どの年齢層でも年々減少しています。いっぽう、女性の喫煙率は11・9％と男性よりも割合は低いのですが、ほぼ横ばいで、むしろ20～30代では増える傾向にあります。

たばこを吸う女性の閉経年齢は、吸わない女性とくらべると2年も早いこと、また喫煙量の増加が閉経を早めることもわかっています。さらに禁煙した女性の閉経時期は、喫煙者と非喫煙者のちょうど間というデータもあります。

閉経が早まるということは、エストロゲンに守られている期間を短くしてしまうということ。実際に、喫煙者が早期に閉経を迎えると、心血管疾患の発症のリスクを高めることが疫学調査で報告されています。

また、たばこは中性脂肪やコレステロール、血圧を低下させるといった、エストロゲンの体によい作用を抑制してしまうこともわかっています。

女性にとって禁煙は、うつ症状や体重増加の懸念もありますが、動脈硬化の重大な危険因子と考え、経口の禁煙補助薬を使うなどして早めに禁煙しましょう。現在は病院で禁煙治療プログラムが受けられるため（146ページ参照）、利用も検討してはいかがでしょうか。

女性のお悩み相談室③

「寝つきが悪く、朝も早く起きてしまいます」

体は疲れているのに眠れない、夜中に何度も起きてしまう、ということはないでしょうか。

寝つけないのは、悩みやイライラ、血圧の上昇のほか、寝る直前に携帯電話やパソコンなどの機器の光を浴びることによって、脳が興奮状態にあるからです。また、夜中に何度も起きてしまうのはストレスや運動不足が原因です。

快眠を促すためには、寝る前の飲食・飲酒を避ける、朝や昼に太陽光を浴びて体内時計のリズムを整える、体が沈みこまない固めの布団やマットレスを選ぶことなどを心がけましょう。寝る30分ほど前に入浴をすませ、40度前後のお湯につかっていったん深部体温を上げ、湯冷め状態になると体温が下がって眠りに入りやすい、とされています。

パート4

治療に欠かせない運動習慣

定期的な運動が動脈硬化性疾患のリスクを下げる

気温や時間帯にも気を配りながら、適度な運動に取りくむ

運動不足は、脂質異常症を進行させて動脈硬化を引き起こす大きなリスクとなります。LDLコレステロールを減らしてHDLコレステロールを増やすために、定期的に体を動かすことは、食生活の改善や体重管理、禁煙とともにとても重要です。

日本人を対象にした歩行時間と循環器疾患の研究結果では、歩行時間が1日0・5時間程度の人よりも、1日に0・6～1時間の人、1時間以上歩く人のほうが、死亡リスクが20％程度下がったそうです。このような運動効果は、男性よりも女性のほうが高いといわれています。

定期的に運動を行なうと、コレステロールだけでなく、高い血糖値を下げるなど糖尿病のさまざまな症状の改善や予防、老化予防、肥満の解消といった多くの効果が見こめます。

運動習慣と循環器疾患の死亡率の関係

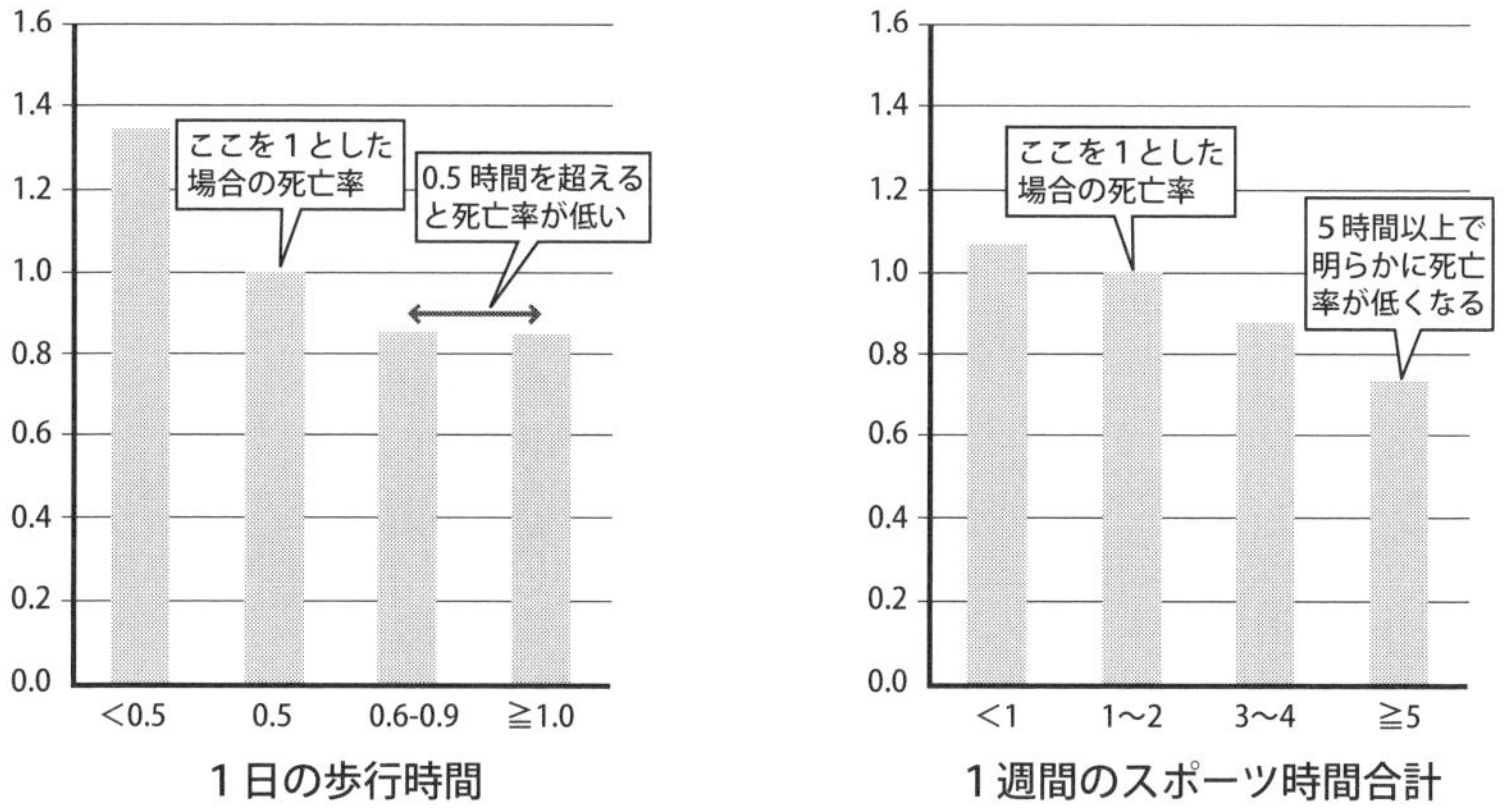

1日の歩行時間が0.5時間を超えると死亡率が低くなる

出典：Noda H, et al. J Am Coll Cardiol 2005; 46: 1761-7　JACC研究　日本人約7万人を10年間追跡

また、筋肉や脂肪などの細胞の働きがいっそう強化されて、インスリンの必要量を少なくすることができるので、すい臓にかかる負担を軽減することができます。

さらに、心臓や肺の働きの強化、筋力がつく、血液の循環がよくなる、ストレス解消や気分転換などが可能です。

体を動かすことが楽になれば、日常生活が快適になります。体を動かすといっても、むずかしく考えることはありません。

適度な運動とは、かならずしもスポーツである必要はありません。ウォーキングなどの有酸素運動をしたり、筋力トレーニングをしたり、家事などでこまめに体を動かすことでも代用することができます。

●冬の朝や夜の運動は避ける

運動の効果は絶大ですが、必要なのは、あくまで「適切で適度な運動」です。一般に、短距離走のように、一気に動くような無酸素運動は筋肉を鍛えられますが、酸素の供給が追いつかないので、運動療法には向きません。

また、寒い時期の午前9~10時ごろと、午後7~10時ごろは、心筋梗塞のリスクが高くなるといわれているため、この時間帯の運動は避けたほうがいいかもしれません。冬の朝などは、血管が収縮して血圧が急に上がりやすく、冠動脈のなかの血栓がはがれやすくなること、就寝中に血液の粘度が増すことが原因とされています。夕方や夜は、1日の疲れがピークになり、血圧が上昇しやすいことが影響しているようです。

脳梗塞は、午前4~12時ごろの時間帯で発症リスクが高まることがわかっています。

就寝中は水分をとらないので、脱水状態が起こりやすくなります。夜中に血圧が下がることで血流が悪くなり、水分不足から血液がドロドロになりがちです。眠っているときや休息時、リラックスしているときに働く副交感神経と、活動しているときや緊張しているときに働く交感神経が切りかわる朝は、血圧が上昇するので、脳梗塞が発症しやすくなるのではな

運動療法の効果

中性脂肪が減ってＨＤＬコレステロールが増える
脂肪を燃焼する
血糖値を下げる
インスリンの必要量が減る、すい臓の負担を軽くする
肥満の解消・予防
心肺機能の強化
血液循環を改善
体力、筋力の向上
老化の予防
ストレス解消・気分転換

運動をすることで得られる効果は多い

いかと考えられています。

このほか、糖尿病で合併症がある人や血圧が高い人、心臓や肺に病気がある人、腰やひざが痛かったり関節が悪かったりする人は、激しいスポーツをするときはもちろん、運動自体にも制限や注意が必要です。

これまで行なっていなかった運動をはじめたい場合は、メディカルチェックを受けて、主治医の判断をあおいで指示に従いましょう。自己流の運動は、効果が出ないどころか、かえって体を悪くしてしまうことがあります。

運動量の目安や、その人に合った運動強度については、次のページ以降で述べていきます。

自分の体に合った運動強度を知ったうえで運動に取りくむ

計算式で算出しつつ、自分の感覚で体に合う運動強度をつかむ

毎日体を動かすことは、身体的にも精神的にもよい影響があるとされています。身体面でいえば、中性脂肪が低下し、ＨＤＬコレステロールが上昇。精神面でいえば、うつ病の予防などになるといわれています。

逆に、運動不足の人ほど、動脈硬化が進みやすいことがわかっています。運動や食生活を改めれば、更年期の女性でも脂質の代謝の上昇や血圧が下がるといった効果が見こめるので、定期的に運動しましょう。

定期的な運動が必要だといっても、やみくもに体を動かせばいいわけではなく、その人に合った適度な運動が必要です。

中高年になれば体力が衰えて個人差も相当出てくることに加えて、体力がなかったり運動

習慣がなかったりする人が急に運動をはじめると、ケガをしたり心臓のトラブルなどを起こしたりするかもしれません。

そのため、まずはウォーキングに代表される有酸素運動が基本となります。脂質異常症や糖尿病、生活習慣病の人は肥満の傾向にあって、運動をしていなかったり、体力があまりなかったりする人も少なくありません。

有酸素運動は、呼吸をしながら酸素を体内に取りこみ、脂肪を燃焼させることができるので、体脂肪を減らすのに最適です。また、筋力トレーニングとともに有酸素運動を行なうと、さらなる効果を期待することができ、運動の前後にストレッチをすると、ケガを予防して疲れをためにくくなります。

●計算式で運動強度を割りだし、毎日体を40〜60分動かす

望ましいとされる運動強度は、酸素の最大摂取量の約50％といわれています。おおよその目安としては、運動の際の心拍数を（220－年齢）×0・7という計算で求める方法が参考になるでしょう。

たとえば、55歳の人の場合は、1分当たりの心拍数が115・5拍程度の運動が目安とな

ります。

厚生労働省による、「健康づくりのための身体活動基準２０１３」「健康づくりのための身体活動指針（アクティブガイド）」によると、18歳以上64歳以下では、歩行または歩行と同等以上の強度の身体活動（日常生活における通勤・通学、家事、労働など）を毎日60分、運動の場合は息がはずみ、汗をかく程度の運動（体力の維持・向上を目的として計画的に実施するスポーツ・自分の体重を使った軽い筋力トレーニング・ボウリング・社交ダンス・ラジオ体操・卓球・ゴルフ・ウォーキングなど）を毎週60分行なうことをすすめています。

65歳以上では、歩行または歩行と同程度の運動（座ったままや横にならなければどんな動きでもよい）を、毎日40分以上行なうことを指標としています。

さらに、全世代に共通する考え方として、身体活動は現在より少しでも増やす（今より10分長く歩くなど）、運動習慣をもつことを推奨しています。

しかし、これはあくまで一般的な目安です。心肺機能の問題や体の痛みがある人、体重が標準よりかなりオーバーしている人の場合、たとえば歩くにしても、５分程度のゆっくりした歩行からはじめるなど、体に負荷をかけないごく軽めの運動からスタートして、時間や距離を少しずつ伸ばしていきましょう。

理想的な運動強度

運動時の心拍数＝（220 － 年齢）× 0.7

〈例〉

20歳	140拍／分	（220 － 20）× 0.7 ＝ 200 × 0.7 ＝ 140
30歳	133拍／分	（220 － 30）× 0.7 ＝ 190 × 0.7 ＝ 133
40歳	126拍／分	（220 － 40）× 0.7 ＝ 180 × 0.7 ＝ 126
50歳	119拍／分	（220 － 50）× 0.7 ＝ 170 × 0.7 ＝ 119

自分の運動強度を計算してみよう

自分の感覚でつかむ運動の強度

軽すぎる	とても楽に感じる／運動をした気がせず、もの足りなく感じる／汗をまったくかいていない（運動を開始したばかりならこの程度でも問題なし）
適度な強度	体に軽く負荷はかかっているが、無理なくできる／少し汗をかいているが、心地よく運動できる／普通に呼吸できる／笑顔のまま、運動を続けることができる／運動が終わっても息が切れない
強すぎる	運動がきついと感じる／緊張する／汗を大量にかいている／息が切れて、呼吸が苦しい
危険なのですぐに中止する	胸が痛くなり、苦しい／息をするのが苦しい／気分が悪い／吐き気がする／頭痛がする／めまいがする／冷汗が出る／疲れ方が激しい／足がもつれる／筋肉や関節に強く痛みが出る

運動強度が強すぎても軽すぎても効果は得られない

まず脂肪を分解する有酸素運動を取りいれる

汗ばむ程度の有酸素運動を30分、週3回以上行なう

有酸素運動は、体内に取りこんだ酸素を使って糖質や脂肪を燃焼させながら、エネルギーを生みだしていきます。激しい運動ではなく、継続的に比較的弱い力が筋肉にかかり続けるとき、体内にためこんでいる体脂肪が燃焼するのです。

負荷が軽めで長時間にわたって行なうことができる種類の運動で、代表的なものには、ウォーキング、ジョギング、水泳、水中ウォーキング、エアロビクス、サイクリング、ゴルフなどがあります。

しかし、運動をはじめてすぐに脂肪が燃焼されるわけではありません。運動当初は血液中の糖質がおもに使われます。そのあとで、血液中の脂肪が利用されていきます。血液中のエネルギー源が不足してくると、ようやく脂肪細胞として貯えられている内臓脂肪や皮下脂肪

が使われはじめます。

このとき、リパーゼという脂肪分解酵素が活性化することによって、脂肪が脂肪酸とグリセリンに分解されるのですが、リパーゼは通常の体温よりも1~2度高い程度の、少し汗ばむぐらいの体温のときに、もっともよく働きます。高温すぎても低温すぎてもうまく働いてくれません。

これまでは、有酸素運動を20分以上続けないとあまり効果がみられないといわれたこともありましたが、近年では、20分以内、たとえば10分の運動を1日3回に分けてもよいとされています。

軽めの有酸素運動を30分以上続けると、脂肪をよりよく燃焼させることが可能になります。ただし、時間があまりとれないようであれば、1日のトータルの運動時間と考えて、運動時間を分散させてもよいでしょう。できれば30分以上、週に3回以上の運動時間を確保したいところですが、時間がなければ、10分の運動を週3回行なうことを目標にしてみてください。

また、運動療法は、効果を実感できるまでに時間がかかることを覚悟してください。薄い皮を1枚ずつはいでいくように、本当に少しずつ変化していくため、劇的な変化が期待できるわけではありません。

●運動をするときはがんばりすぎず、行なう時間帯にも注意する

有酸素運動だけにかぎりませんが、運動をするときには、早く効果を出そうとがんばりすぎないことが肝心《かんじん》です。

体重も、1カ月で落としていいのは、現在の体重の5％までといわれています。50kgの人なら1カ月に多くても2・5kgまで、60kgの人なら3kgを超えて体重を落とすのはNGです。肥満度をはかるBMIという指標と適正体重は、左ページの図表を参考にして自分で計算してみてください。

有酸素運動に取りくむときに、会話ができないほど息が上がるなら、運動強度が強すぎます。99ページの運動強度の図表でチェックしてみましょう。

また、食事の直後は避ける、運動の前後にストレッチをする、運動の前後や最中で、こまめに水分補給をすることなどに気をつけてください。冬の早朝や夜は避けるなど、季節や気温、湿度にも気を配りましょう。

運動前のセルフチェック

□ 血圧が高い	□ かぜをひいている、発熱している
□ 足腰、背中などが痛い	□ 頭痛がする
□ 胸がムカムカしたり、痛みがある	□ めまいがする
□ 動悸がある	□ 二日酔い
□ 睡眠不足	□ 下痢をしている

どれかひとつでも当てはまるときは運動を避ける

適正体重の計算式

身長（m）　×　身長（m）　×　22　＝　適正体重

BMI（肥満度）のはかり方

体重（kg）÷（身長（m）×　身長（m））＝　BMI（25以上は要注意）

〈BMI値の判定〉

BMI	判定
18.5未満	低体重（やせ型）
18.5以上25未満	普通体重
25以上30未満	肥満度1
30以上35未満	肥満度2
35以上40未満	肥満度3
40以上	肥満度4

〈例〉身長160㎝、体重70㎏の人のBMI値と適正体重

BMI値……　70（kg）÷（1.6（m）×1.6（m））＝　約27.3（肥満度1）

適正体重……　1.6 m　×　1.6 m　×　22　＝　約56.3（kg）

70（kg）－　56.3（kg）＝　13.7（kg）

※適正体重を目標にすると13.7㎏減らす必要がある

適正体重をキープできるように運動に取りくむ

筋力トレーニングを行ない筋肉の量を増やす

体脂肪を燃焼しやすく、太りにくい体をつくる

コレステロール値の改善のためには、体力がない人や運動習慣のない人でも取りくむことができる、有酸素運動からはじめることが大切です。

有酸素運動に慣れてきたら、消費エネルギーが大きく、筋肉にゆっくり負荷をかけていく筋力トレーニング（1日10分程度、週2～3回以上）を取りいれると、相乗効果が期待できます。

筋力トレーニングとは瞬間的に強い力を使う無酸素運動で、酸素を使いません。有酸素運動のように脂肪を燃焼しないかわりに、筋肉を増やすことができます。筋肉が増えると、体脂肪を燃焼しやすく太りにくい体になり、体力もつきます。ここでは筋力トレーニングの方法をいくつか紹介します。

太もものうしろやお尻の筋力をつける運動

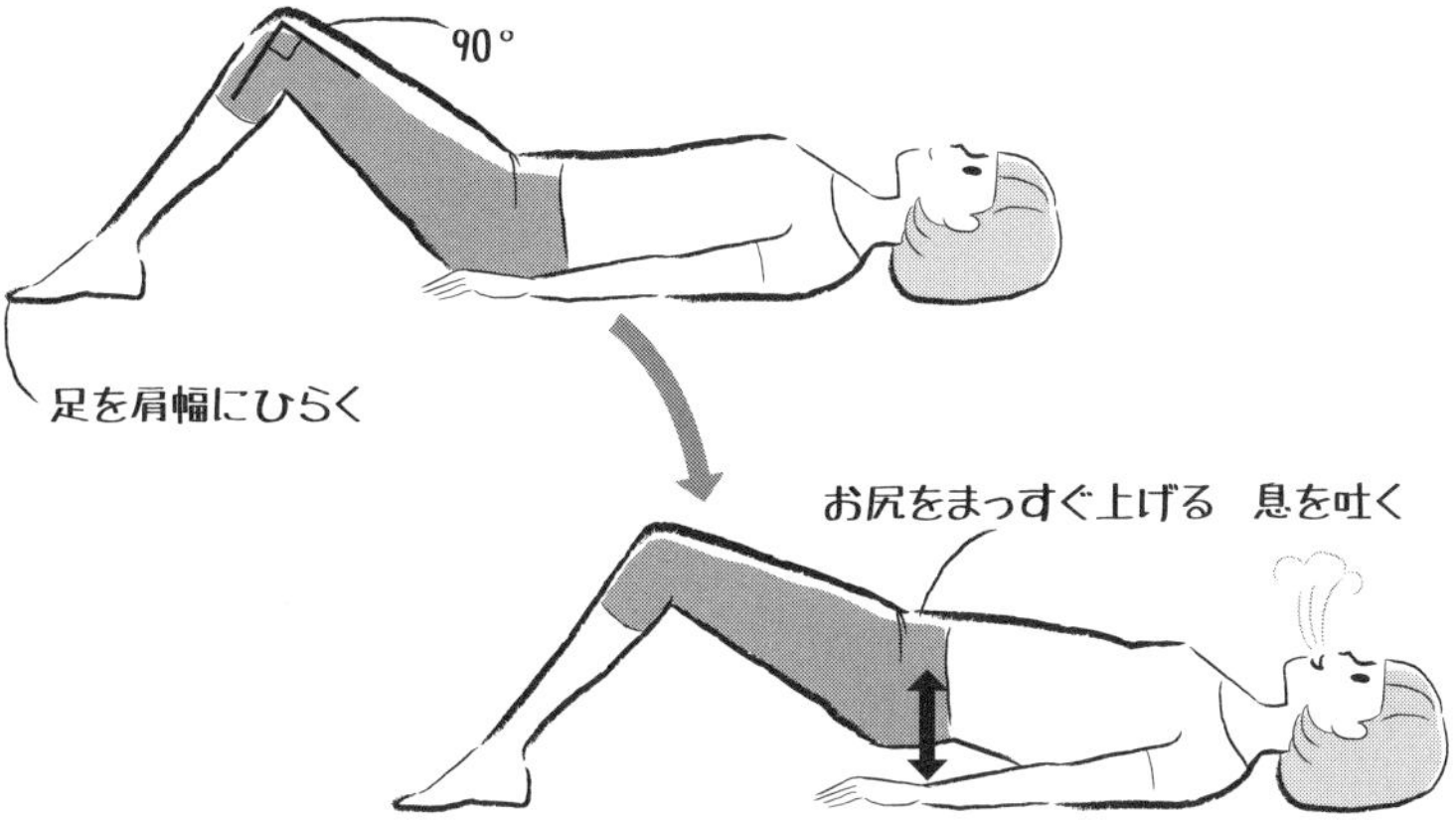
90°
足を肩幅にひらく
お尻をまっすぐ上げる　息を吐く

寝る前にも手軽に行なうことができる

〈太もものうしろやお尻の筋力をつける〉

①あおむけになり、足は肩幅程度にひらく。ひざは90度に曲げる

②息を吐きながら、4秒ほどでお尻をゆっくり上げ、4秒ほどでゆっくり下におろす。おろすときに息を吸う

③1セット10回として、3セットを週に2～3回行なう

注意点

- お尻を無理に上げすぎない
- お尻を上下する動作はゆっくりと行なう
- きついと感じるときは、床からお尻を上げる高さを下げてもOK

………………… 腹筋や背筋を鍛える運動 …………………

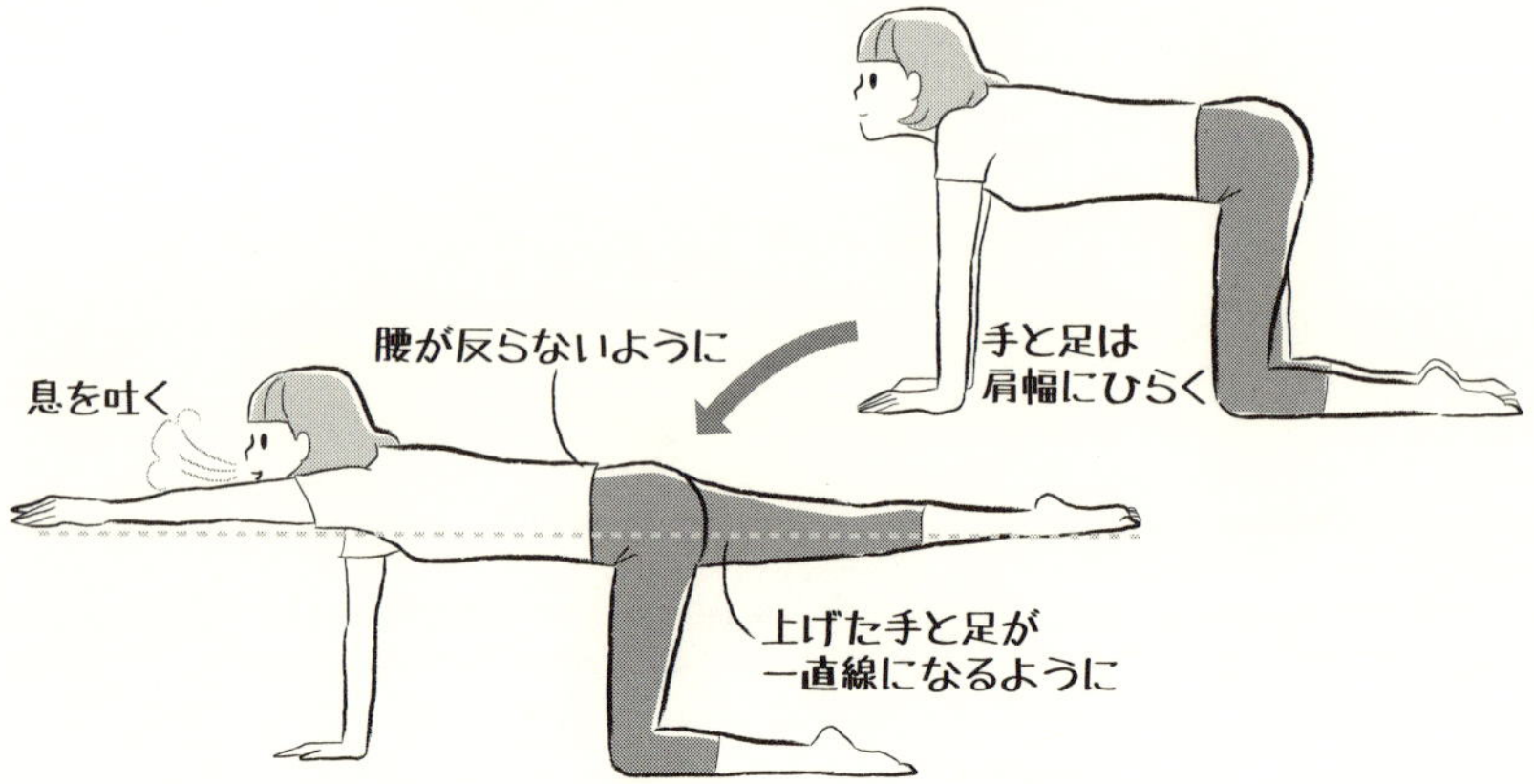
手と足は
肩幅にひらく
腰が反らないように
息を吐く
上げた手と足が
一直線になるように

バランス感覚もよくなる

〈腹筋や背筋を鍛える〉

①手とひざを床につけ、四つんばいになる。手と足は肩幅程度にひらく

②息を吐きながら、ゆっくりと片側の足を、床と並行にして水平に、まっすぐ上げる

③同様に、上げた足と反対側の手を床からはなし、水平に上げる。上げた足と腕が一直線になるようにする

④この姿勢を10秒保ったあと、息を吸いながらゆっくり①の姿勢に戻す。この動作を、左右交互に5回ずつ行ない、1セットとする。1セットを週に2～3回行なう

注意点

- 足はお尻より上に上げない
- きついと感じるときは、手か足だけを上げる

上腕や胸の筋肉を鍛える運動

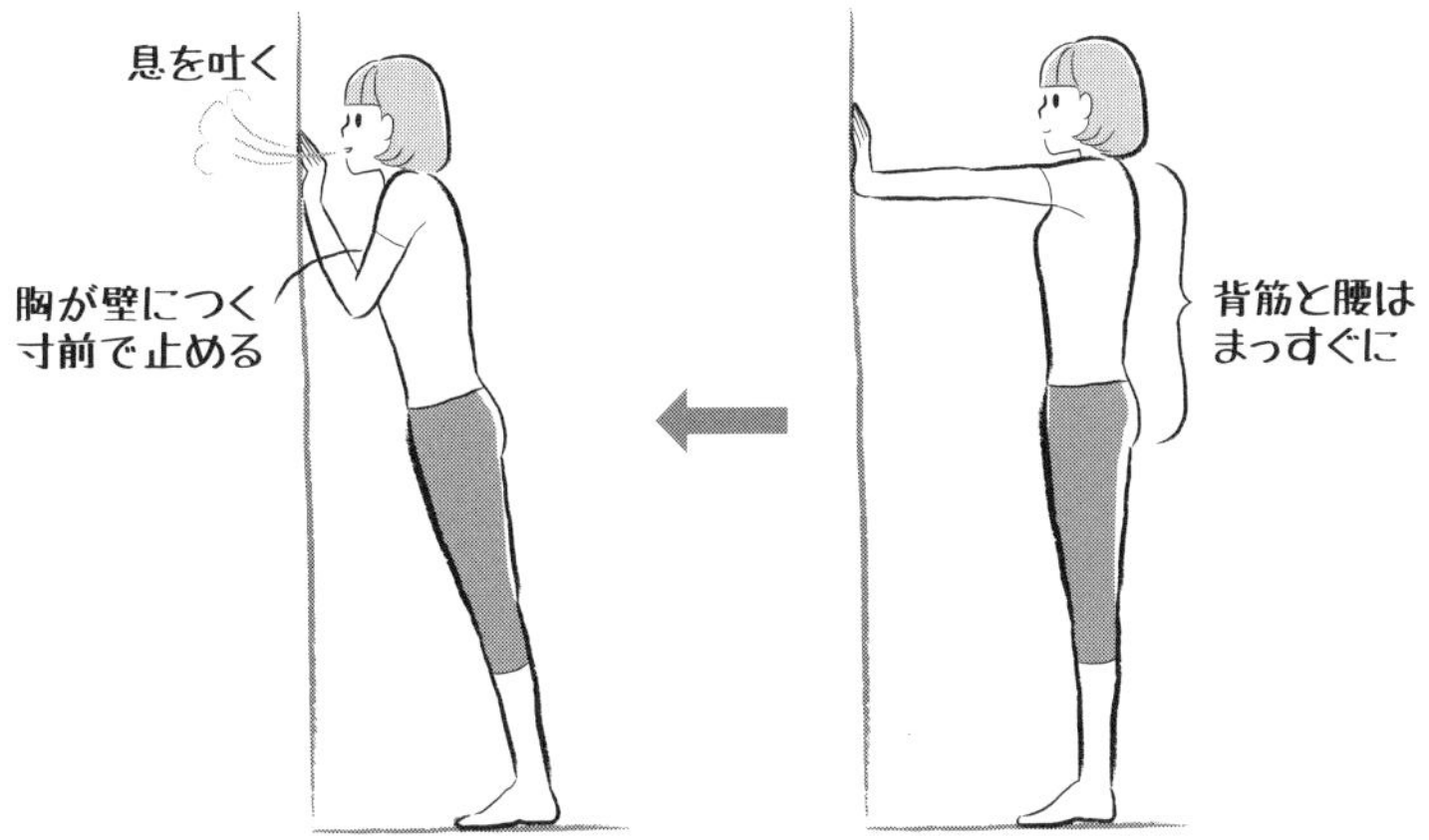
息を吐く
胸が壁につく
寸前で止める
背筋と腰は
まっすぐに

会社などでも行なうことができる

〈上腕や腕の筋肉を鍛える〉

①壁と向き合って立つ
②両手を肩幅にひらき、まっすぐ伸ばして壁につける
③息を吐きながらゆっくりひじを曲げる。胸が壁につく直前で止めて、その姿勢を5秒保つ
④息を吸いながら①の姿勢に戻る。10回を1セットとする。3セットを週に2～3回行なう

注意点

- 背筋や腰はつねにまっすぐにする
- お尻をうしろに突き出さないようにする
- 上半身や腕が痛いときは行なわない
- より負荷をかけたいときは両足を壁からはなして立つ

運動の前後や就寝前にストレッチを行なう

筋肉の疲れをとるほか、リラックス効果もある

ストレッチは、運動をはじめる前に体をあたため、筋肉をほぐしておくことで、ケガの予防をするウォーミングアップと、運動後に筋肉の疲労を改善するクールダウンの両方の役割があります。**それだけではなく、就寝前に行なって1日の疲れを取りのぞいたり、リラックスして眠りについたりすることにも適しています。**血流をよくする効果もあります。体力がない人でもできますので、ぜひ習慣にしてください。

どのストレッチも、勢いをつけたりせず、ゆっくり行ないます。筋肉に少し張りを感じるぐらいまで伸ばしますが、痛みを感じるまでは続けないこと。伸ばした状態のままで、20〜30秒キープします。息を止めずにゆっくり行ないましょう。片方だけでなく、つねに左右で同じようにストレッチを行なってください。

背中と太もも内側のストレッチ

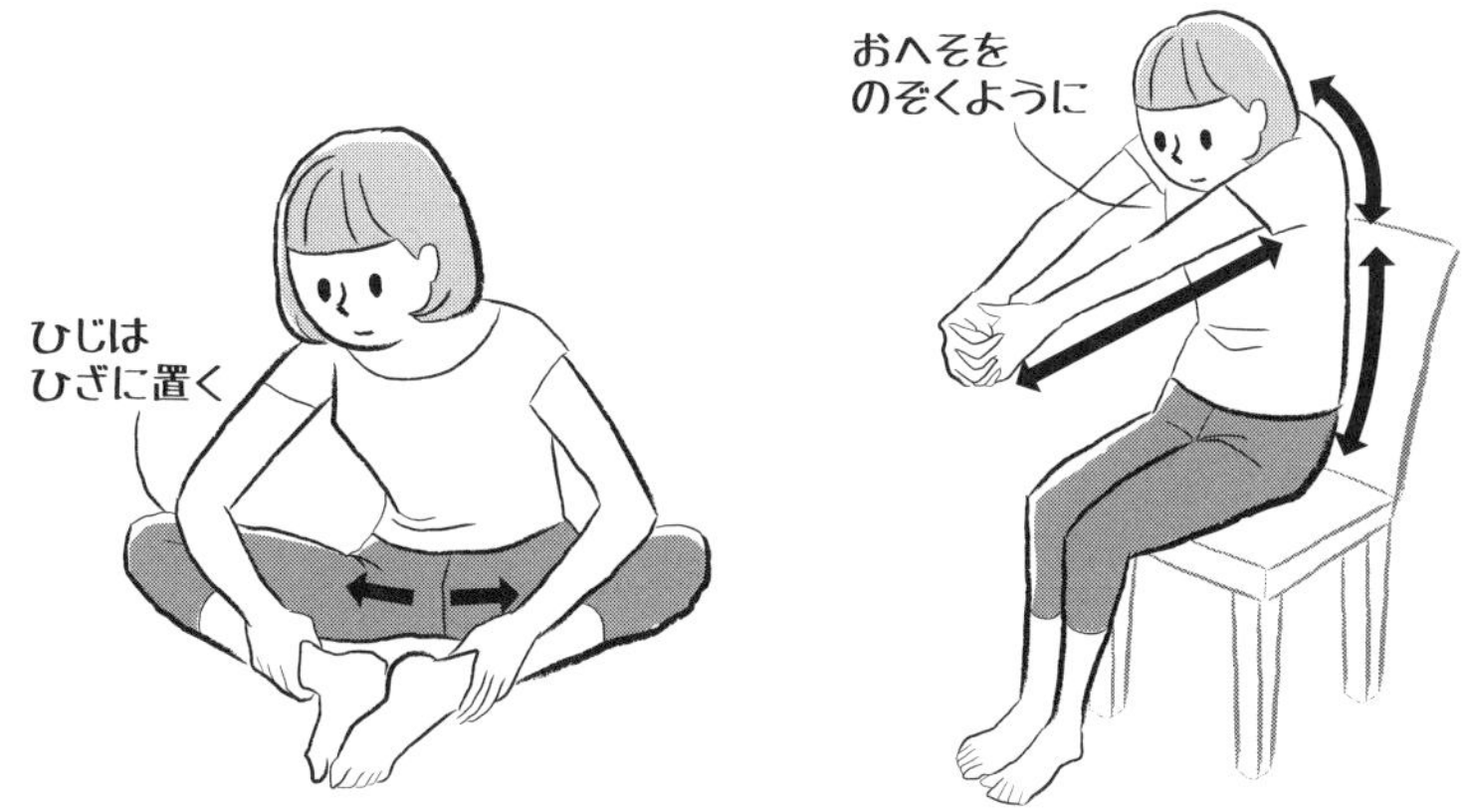

座ったままでストレッチできる

〈背中のストレッチ〉

①いすに座り、左右の手を組んで、腕をまっすぐ水平に伸ばす

②いすの背もたれに背中を押しつけながら前かがみになる。腕は前方によく伸ばし、おへそを見るようにして、背中と首のうしろも伸ばす

③②の状態でそのまま止める

〈太ももの内側のストレッチ〉

①床に座り、両方の足の裏を合わせるように足を曲げる

②両ひざに両ひじをおいて、おなかから前に倒れていく

③②の状態でそのまま止める

…ふくらはぎやアキレス腱、太もも前側を伸ばすストレッチ…

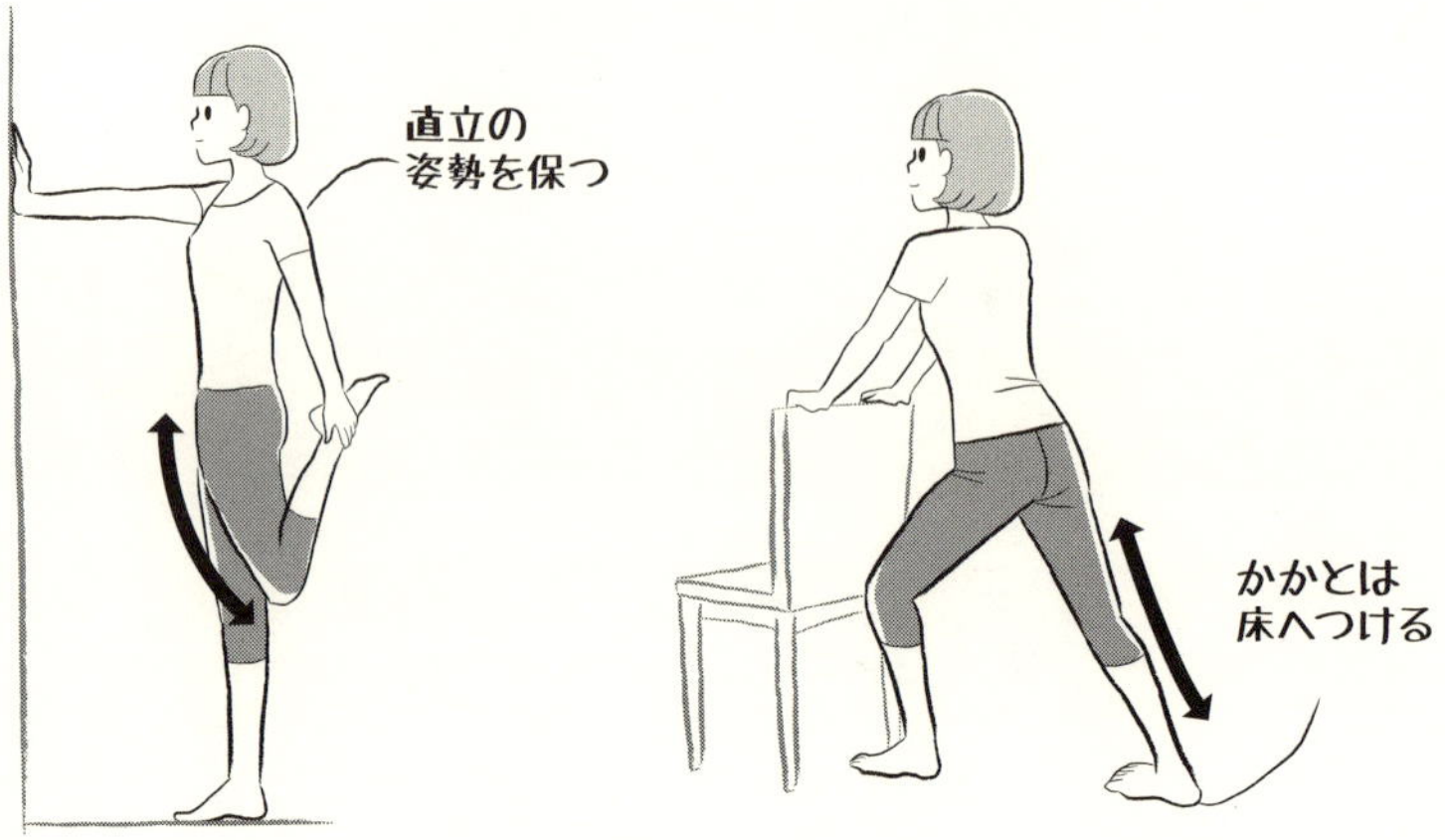

壁やいすを使ってストレッチできる

〈ふくらはぎやアキレス腱を伸ばす〉
①両手を壁、またはいすなどにつける
②片側の足をうしろに伸ばして、かかとを床につける
③足の裏全部を床につけたまま、かかとを床に押しつける
④太ももからふくらはぎのうしろ、アキレス腱をよく伸ばす。左右1回ずつ行なう

〈太ももの前側のストレッチ〉
①片側の手のひらを、壁やいすなどにつける
②反対側の足をひざから曲げて、壁についていないほうの手で足の先を持つ
③まっすぐ立ったまま、曲げた足をお尻に近づけ、太ももの前をよく伸ばす

股関節やお尻のストレッチ

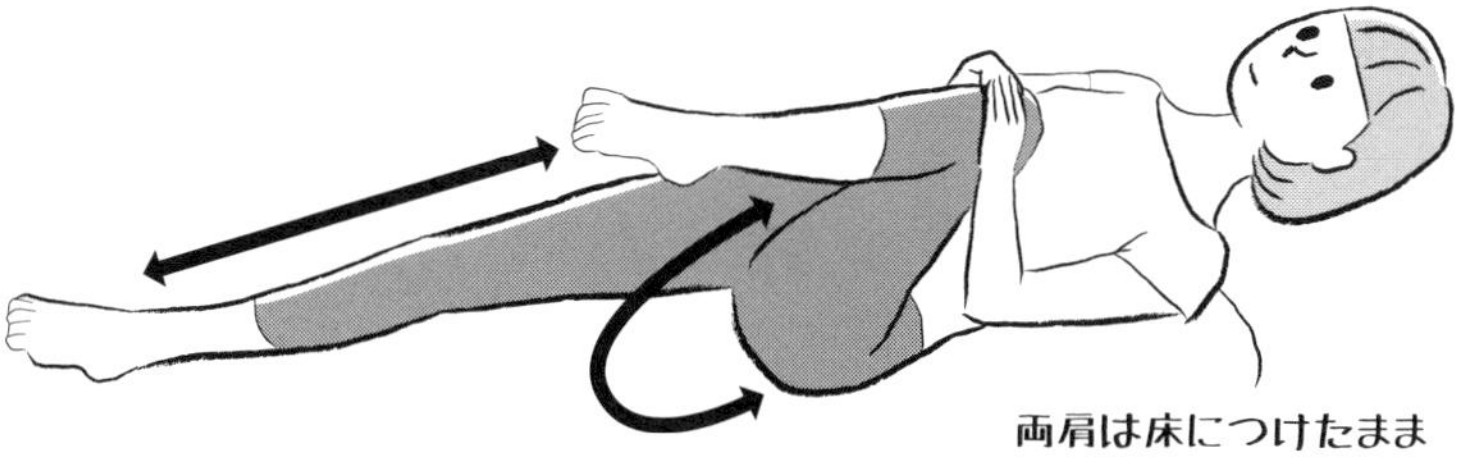

ベッドなどに寝ころんだまま行なう

〈股関節やお尻のストレッチ〉

①あお向けになり、両肩を床につけたまま、片方のひざを両手でかかえて上半身にひきつけながら、お尻の筋肉を伸ばす

②反対側の足はまっすぐにして股関節を伸ばす。左右１回ずつ行なう

すべてのストレッチの注意点

- 伸ばしたままの状態で20～30秒キープする
- はずみをつけたり急に動かしたりしない
- 筋肉にわずかな張りを感じるようにストレッチを行なう
- 呼吸を止めない
- つねに左右均等にストレッチする

女性のお悩み相談室④

「貧血がひどくて立ちくらみがします」

酸素を全身に運ぶ血液中の赤血球が減ると、酸素を運ぶ力が低下して貧血になります。

日本人に多いのは鉄分不足による鉄欠乏性貧血ですが、ビタミン B_{12} が不足すると悪性貧血になります。

鉄分不足は無理なダイエットや月経などの出血、子宮筋腫が原因になる場合も。悪性貧血は胃や腸の問題がビタミン B_{12} の吸収に影響している可能性があります。

鉄欠乏性貧血はレバー、ヒジキ、アサリなどに含まれる鉄分、悪性貧血はシジミやアサリの貝類、レバーに含まれるビタミン B_{12} を積極的にとって補いましょう。カキやもずく、カツオにも造血作用があるのでおすすめです。

パート5
バランスのよい食生活

脂質異常症になりやすい体質でも生活習慣を整えれば発症を防げる

原因はおもに遺伝や体質、病気や薬、生活習慣の乱れの3つに分けられる

2000万人以上いるといわれる脂質異常症の人の約7割は、目立った症状が現われないために無自覚であるといわれています。もしかしたら、あなたや身近な人が脂質異常症、あるいはそのリスクがある人かもしれません。

脂質異常症の原因は、①遺伝や体質　②病気や薬剤によるもの　③生活習慣の乱れの3つのタイプに分けることができます。

①の場合、遺伝的な要因で発症する脂質異常症である「家族性脂質異常症」です。代表的なものには、LDLコレステロール値が高くなる遺伝子を受けついでいると発症しやすい「家族性高コレステロール血症」、ほかには血液中の総コレステロールと中性脂肪の両方が高い値を示す「家族性複合型高脂血症」などがあります。**また、遺伝子に異常がなくても、両親**

のどちらかが若いころから心筋梗塞を患っていたり、脂質異常症の家族がいる人は、脂質異常症になりやすい体質かもしれません。血液検査を定期的に受けましょう。

②の場合は、糖尿病、膠原病《こうげん》、原発性胆汁性肝硬変、甲状腺機能低下症、クッシング症候群、副腎の病気、慢性腎臓病などの病気や、降圧剤、免疫抑制薬、ホルモン剤、向精神薬といった薬剤の服用によって、脂質異常症が引き起こされることがあります。病気や薬の一部に、脂質の代謝に異常を起こすケースがあるためです。もとになっているこれらの病気が治ったり、薬を変えたり・やめたりすることによって、脂質異常症も改善します。

③は、日常の食事や運動、生活習慣の乱れが原因となっているケースです。具体的には、食べすぎや飲みすぎによるカロリーオーバー、動物性脂肪や糖分のとりすぎ、過度の飲酒、運動不足、喫煙などです。さらに、生活習慣の乱れによって起こる肥満には、皮下脂肪型肥満と内臓脂肪型肥満があり、腸のまわりや肝臓のまわりに脂肪がつく、内臓脂肪型肥満も脂質異常症をはじめとする生活習慣病を招くリスクになります。

実際は、ひとつだけでなくこれらの複数の原因によって発症するケースも多いのです。たとえ脂質異常症になりやすい遺伝的要因のある人や体質の人でも、生活習慣を整えれば発症を防ぐことができます。その方法をみていきましょう。

「一汁三菜」を意識してメニューを考える

1日に必要なエネルギー量を理解して献立を決める

動物性脂肪やコレステロールを多く含む食べものをとりすぎると、LDLコレステロールが増え、炭水化物（糖質）、脂肪、アルコールをとりすぎれば、中性脂肪が増えていきます。予防も含めた脂質異常症への対策のひとつは、食生活を見直すことです。**そのポイントは、①エネルギーコントロール　②3大栄養素（炭水化物、脂質、タンパク質）の摂取比率を適正にする　③コレステロール量などに注意すること。**何か特別なことが必要なわけではありません。

1日に必要な適正エネルギー摂取量は、適正体重（身長〈m〉×身長〈m〉×22〈103ページの図参照〉）に25～30 Kcalをかけた数値です。適正体重と現在の体重の差が大きければ、その差を把握して適正体重に近づけるよう努力しましょう。そして、1日に必要なエネルギー

1日に必要な3大栄養素の摂取量の目安

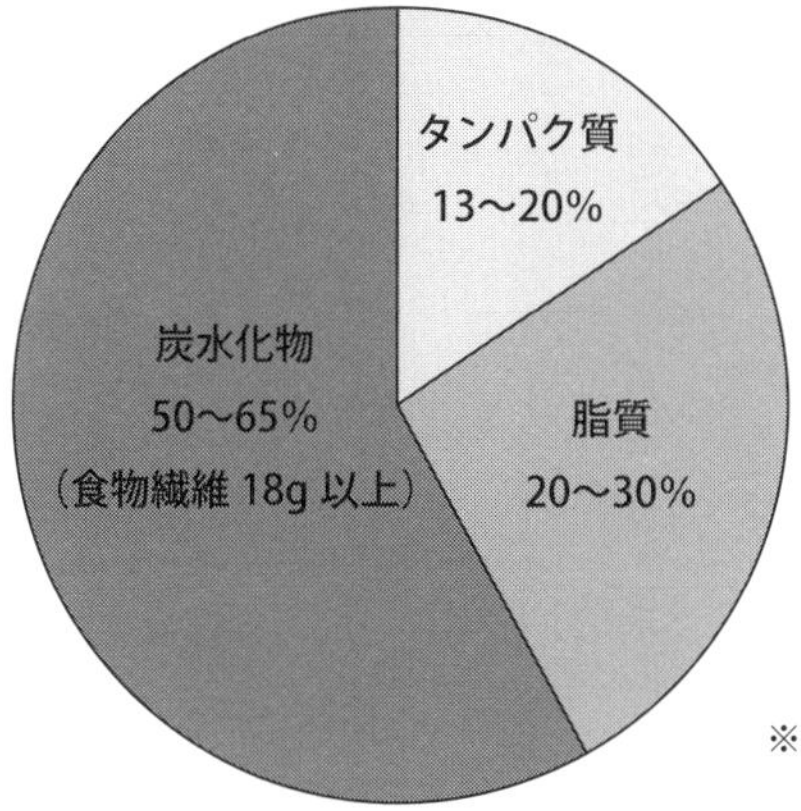

※日本人の食事摂取基準（2015年版）で50～69歳の女性

目安を気にしながらメニューを考える

摂取量の範囲内で食事メニューを構成します。たとえば、身長160cmの人の適正体重は、1・6×1・6×22＝56・32、約56・3kgなので、60kgの体重の人なら、4kgほど減らす必要があります。さらに、1日に必要な適正エネルギー摂取量は、56・3×25〜30＝1407・5〜1689Kcalとなります。この数値を3で割ると1食あたりのカロリーを算出できます。

3大栄養素の摂取比率については、健康な人との差がそれほどないため、家族と別メニューにする必要はありません。健康な人が脂質異常症の家族に合わせて食事する分には、健康づくりに役に立ちます。

以前は、コレステロールの摂取量が200mg以下と、一般的な目安の半分程度でしたが、アメリカでは２０１５年からコレステロールの摂取基準の上限値が撤廃されました。厚生労働省も、明確な科学的根拠がないという理由で同様に撤廃しましたが、コレステロールをたくさんとって大丈夫ということでもないため、以前の脂質異常症ガイドラインの２００㎎以下という値に準じてもいいのではないでしょうか。

●1週間単位でおおまかにメニューを決める

献立の基本的な考え方は、「一汁三菜」です。一汁三菜を基本とした食事のスタイルは「理想的な栄養バランス」「うま味を上手に活用することによって動物性油脂の少ない食事を実現させ、肥満防止や長寿に役立っている」として、高く評価されています。

おかずの3品は、主菜（卵や肉・魚、大豆製品をおもな材料とする）が1品と、副菜（野菜やイモ、海藻、キノコ類をおもな材料とする）が2品という位置づけです。

メニューは、おおまかに1週間単位で、コレステロールを多く含む主菜から考えていきましょう。左ページの「食事メニューのつくり方」の図表のように、メインのおかずを、魚、大豆製品、卵、肉で循環させると、楽に決められます。このとき、なるべく2食続けて同じメニューにならないように気をつけてみてください。

食事メニューのつくり方

		日曜日	月曜日	火曜日	水曜日	木曜日	金曜日	土曜日
朝食	主食							
	主菜	魚	卵	大豆	卵	魚	卵	卵
	副菜							
	副菜							
	汁もの							
昼食	主食							
	主菜	肉	大豆	魚	大豆	卵	大豆	魚
	副菜							
	副菜							
	汁もの							
夕食	主食							
	主菜	大豆	魚	肉	魚	大豆	魚	肉
	副菜							
	副菜							
	汁もの							

コレステロール摂取量の目安

	1食の目安量	1食のコレステロール量（mg）	1週間の回数	1週間の合計（mg）	1日の平均コレステロール摂取量（mg）
主菜の主材料	魚（50～60g）	50	7	350	50
	大豆製品（納豆40g）	0	6	0	0
	卵（SかMサイズ1個）	210	5	1050	150
	肉（50～60g）	50	3	150	21
牛乳・乳製品	牛乳200cc	24	7	168	24
合計				1718	245

1週間単位でおおまかにメニューを決める

脂質、炭水化物、タンパク質、ビタミン、食物繊維の目安

卵以外の食品由来のコレステロール摂取はひかえる

それぞれの栄養素には、摂取量の目安があり、体に必要とされる分量をバランスよく摂取するためには、食べものを少量ずつ、幅広くとることが大切です。その理想形が、日本食の一汁三菜です。栄養素の量の目安は、117ページの図表の通りです。

1回の食事量は主食の場合、ごはんは150g程度、茶わんに1杯が適量です。8枚切りの食パンは2枚、6枚切りは1・5枚などパン類は90g程度、乾麺なら70gが目安です。

主菜は肉、魚、大豆などを材料にしたメインのおかずです。タンパク質と脂質は、卵や肉より、大豆や魚の割合を多くしましょう。卵は1日にSかMサイズ（50g）1個が目安です。Lサイズの卵1個はコレステロールが260㎎と高めですが、卵は鉄分やビタミンAなどが豊富。医師からひかえるよう指示がなければ、SかMサイズ1個を毎日食べて、ほかの食品

食事の目安

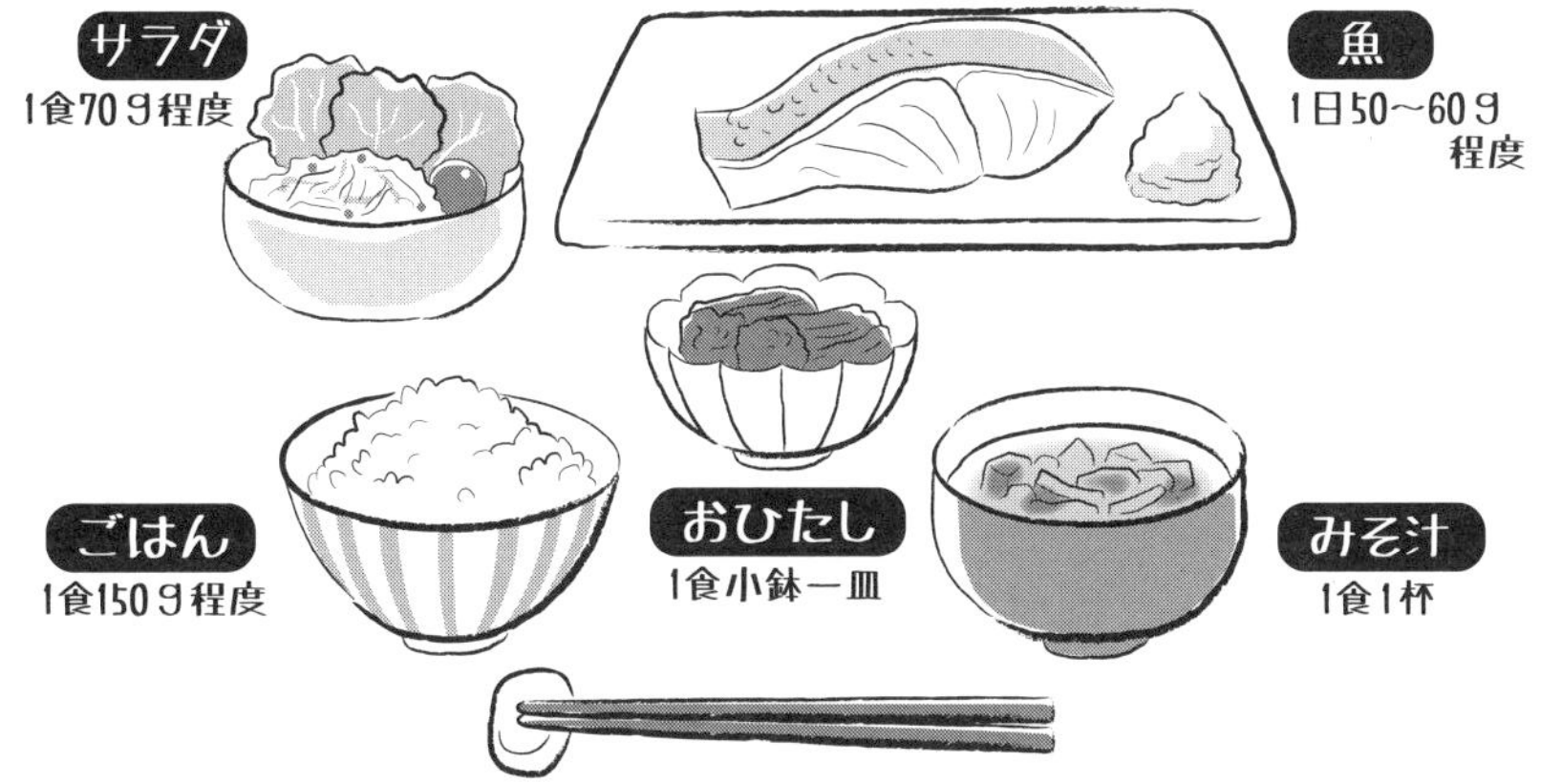
サラダ
1食70g程度
魚
1日50〜60g程度
ごはん
1食150g程度
おひたし
1食小鉢一皿
みそ汁
1食1杯

主食、主菜、副菜とバランスよく準備する

からのコレステロールの摂取を抑えましょう。Ｌサイズの卵は２〜３日に１個程度にします。**肉は1日に50〜60gを週に3、4回、魚はいろいろな種類を毎日50〜60gとります。**レバー、干物、魚卵はコレステロールが高いのでひかえめに。

副菜は野菜や海藻、キノコ類を主材料として毎食２品つけます。１回の食事量は具だくさんのみそ汁１杯、青菜のおひたしが小鉢１皿、サラダはやや大きめのサラダボウルで１人分で70ｇが目安です。

野菜類は１日に３５０ｇとります。野菜を３５０ｇ食べた場合の食物繊維は11ｇ前後なので、海藻やキノコ類を積極的に取りいれましょう。

そのうち、色が濃い緑黄色野菜は１日１２０ｇ以上とることをめざしましょう。

糖尿病治療のレシピを参考にする

カロリー過多や栄養のバランスに注意し、量や頻度に気を配る

食事の内容を見直して食生活を変えるのは、栄養素を適切にとる必要性があるためです。肥満、動脈硬化などの予防、改善や、健康な生活を送るための食事のとり方や料理については、糖尿病の人向けのレシピが参考になります。

とはいっても、糖尿病や脂質異常症だから、「食べてはいけないメニュー」があるわけではありません。あまりとりすぎないほうがいいとされる食材があるというだけ。「甘いものはＮＧ」と考えている人もいるのですが、お菓子やスイーツなども食べてはいけないのではなく、量や頻度に気をつける必要があるということなのです。

あれもダメ、これもダメと我慢ばかりしていると、食事の時間が苦痛になります。それに、好きなものが食べられないストレスで精神的に参ってしまったり、免疫力が落ちたりするな

ど、健康に気をつかったつもりの食事が、体のためにならないこともあります。

ファストフードなどの外食の場合、塩分、油分、糖分などが必要以上に含まれていることが多いので、毎食のように食べるのは健康をそこないます。しかし、たまに1食食べる程度ですぐさま具合が悪くなるようなことは考えられません。食事の支度がどうしてもできなかったり、外出先で飲食店を選べなかったりすることはあるでしょう。ふだんの食事の質や量に気を配っているのなら、イレギュラーの外食をあまり気に病む必要はありません。

昨今では糖質制限をする食事法が流行しています。これはけっして糖質の摂取を禁止するものではありません。**ただし、知らぬ間に糖質をとりすぎている人にとっては、糖質を減らすことが重要になります。**摂取カロリーの過多や栄養バランスの偏りを正していくことが大切です。

その人が1日に必要とする摂取カロリーの量は、身長や体重、性別、年齢といった基本的なデータを計算式（116ページ参照）に当てはめれば、だいたいの基準値を割りだすことができます。その総摂取カロリー量の範囲内で、炭水化物（糖質）、脂質、タンパク質といった3大栄養素や、ビタミン類など、必要な栄養素を網羅しながら栄養バランスのよい食事をとることがポイントです。

何をどのくらい食べているかチェックする

くわしすぎるとチェックが大変なので、ある程度おおまかでもOK

「自分の食事は、毎食記憶している」と思っている人が多いことでしょう。しかし、食材の内訳については、意識的にチェックしないとその内容を把握することはできません。食事をつくっている人も、つくり慣れた料理は目分量でこしらえるので、量をきちんと把握していないことが多いのではないでしょうか。

食事の内容や質を整えていくことは、食事療法の必要がない健康な人にとっても非常に重要です。わたしたちの体は、食事によって維持管理されているといっても過言ではありません。**そのため、「今どのような食生活をしているか」という現状を把握することが大切です。**

まずは、自分の食べたものを記録してみましょう。たとえば、朝は「バタートースト1枚、野菜ジュース（キュウリ、ニンジン、ホウレンソウ、リンゴ入り）1杯、昼は「ショウガ焼き定食とダイコン・ニンジン・わかめのみそ汁、コーヒー（ミルクと砂糖入り）2杯」、夜は「野菜カレーライスとレタス・ニンジン・キュウリ・ブロッコリーに和風ドレッシング」などと書きます。主食はパン類、麺類、ごはんですが、食パン1枚、ごはん1杯半分などの量も記入してください。お菓子などの間食やお酒の量も忘れずに。

野菜ジュース、みそ汁、サラダの内容や量も記入できればより正確になるのですが、食事ごとにくわしく書くのは煩雑《はんざつ》ですし、自分でつくっていない食事の場合、どんな食材が使われているか、内容も量も把握しきれないことがあるでしょう。よくわからないときは1人前などと書いてもかまいません。

1日に何をどのくらい食べているかがおおまかにわかったら、カロリーに換算して、1日の総摂取エネルギー量を計算してみましょう。

この場合も、個々の食材ごとにカロリー計算するのはむずかしいので、料理名ごとにカロリー表示がある本やホームページなどを参考にします。外食や買ってきたお弁当・惣菜、加工食品なども忘れずに。ファミリーレストランのメニューやコンビニ・宅配のお弁当・惣《そう》菜《ざい》、加工食品のパッケージやメーカーのホームページには、カロリー表示、塩分、3大栄養素の量などが記載されている場合があるので確認してみましょう。

日本食＋必要なタンパク質をしっかりとる

必須アミノ酸は食事からしか摂取することができない

50～69歳の女性の場合、3大栄養素である炭水化物（糖質）は50～65％、脂質は20～30％、タンパク質は13～20％の割合で摂取するとよいとされています。

炭水化物と脂質はおもにエネルギー源、タンパク質は筋肉・皮膚・血液・ホルモンなど、体をつくる材料、ビタミンはタンパク質・糖質を体内でスムーズに働かせて代謝を促進。ミネラルは骨や歯などをつくり、体液や神経を調節、食物繊維は腸のぜん動を促進して体内の余分なものを排出させ、血糖や脂質の増加を抑えるといった役割があります。

どれも体の健康維持に欠かせない大切な栄養素ですが、タンパク質が不足すると、血管がもろくなって動脈硬化が進んだり、疲れやすさ、だるさ、意欲減退を招いたり、貧血を起こしたりしやすくなります。逆にタンパク質が十分にとれていると、筋肉が増えて基礎代謝が

アミノ酸スコアの例

アミノ酸スコア 100	アミノ酸スコア 99-90	アミノ酸スコア 89-70	アミノ酸スコア 69-60	アミノ酸スコア 59以下
牛乳	シャケ 98	豆乳 86	ひよこ豆 69	アーモンド 50
ヨーグルト	サンマ 96	大豆 86	インゲン豆 68	ホウレンソウ 50
卵	豆腐 93	エビ 84	グリンピース 68	トマト 48
鶏肉	枝豆 92	アサリ 81	カボチャ 68	トウモロコシ 42
豚肉	おから 91	ブロッコリー 80	ジャガイモ 68	小麦 37
牛肉		ニラ 77	エンドウ豆 67	
カツオ節		イカ 71	米 65	
ツナ			豚肉ソーセージ 63	
アジ				
イワシ				

スコア100の食材を積極的に摂取する

高くなり、内臓脂肪の蓄積を抑えてくれます。

タンパク質はアミノ酸という物質の結合体で、アミノ酸は体内でつくれるものとつくれないものがあります。**体内でつくれない9種類の「必須アミノ酸」は食べものから摂取する必要があります。**このバランスを示す指標が「アミノ酸スコア」。良質なタンパク質が含まれているのは、アミノ酸スコアが高い食品です。牛肉・豚肉・鶏肉などの肉類、アジ・イワシなどの魚類、卵、牛乳といった食品の動物性タンパク質はスコア100と良質で、理想的です。

大豆やその加工品である豆腐や納豆なども良質なタンパク質です。動物性タンパク質と植物性タンパク質は、1：1の割合でバランスよく摂取することが大切です。

食品に含まれる脂肪の種類にもバランスが必要

多種多様な脂肪は、どれにも長所と短所がある

食品に含まれるコレステロールの量に注意する必要があるのは当然ですが、それだけでなく、脂肪の種類にも気をつけなければなりません。

脂肪の種類は、大きく飽和脂肪酸と不飽和脂肪酸に分けられます。飽和脂肪酸は、ヤシ油やパーム油といった一部の植物油、脂身が多い肉、ソーセージなどの加工食品、バターや生クリームなどの乳製品、ケーキ、チョコレート、即席麺などに多く含まれています。

いっぽう、不飽和脂肪酸は、魚（とくに背の青い魚）や植物に含まれ、ＬＤＬコレステロールを減らす働きがあります。不飽和脂肪酸は、一価不飽和脂肪酸、ｎ－３系多価不飽和脂肪酸（オメガ3）、ｎ－６系多価不飽和脂肪酸（オメガ6）といった種類に分かれています。

不飽和脂肪酸のなかで、ＬＤＬコレステロールを減らす働きが強いのは、多価不飽和脂肪

酸です。背の青い魚に含まれる「EPA」「DHA」、くるみやシソに多く含まれる「α－リノレン酸」などのn－3系多価不飽和脂肪酸には、血液中の中性脂肪を減らしたり、血栓ができるのを防いだりする働きがあります。

「リノール酸」が多く含まれる、ひまわり油、コーン油、大豆油などのn－6系多価不飽和脂肪酸は、一時期、コレステロールを減らす作用があるといわれ、動脈硬化を予防するには植物油をとるのがよいといわれました。ところが、最近ではリノール酸のコレステロール減少作用はそれほど持続性のあるものではないといわれています。多価不飽和脂肪酸は一価不飽和脂肪酸にくらべて酸化しやすく、とりすぎると動脈硬化の原因になります。

一価不飽和脂肪酸は、オリーブ油、キャノーラ油（菜種油）、油あげや高野豆腐といった大豆製品などに多く含まれている「オレイン酸」が代表格です。多価不飽和脂肪酸より酸化されにくく、LDLコレステロールだけを減らす作用に注目が集まっています。

脂質異常症の人は飽和脂肪酸を含む食品を少なく、不飽和脂肪酸を含む食品を多めにとるべきですが、不飽和脂肪酸も、とりすぎれば肥満になりますし、飽和脂肪酸も不足すれば血管のもろさや貧血につながります。飽和脂肪酸、多価不飽和脂肪酸、一価不飽和脂肪酸の割合が1：1：1.5を目安にバランスよく摂取しましょう。

魚は心筋梗塞のリスクを下げる

生食のほか、煮汁ごと、魚のEPA、DHAを摂取する

魚は不飽和脂肪酸が多く、LDLコレステロールを減らしてHDLコレステロールを増やす働きをします。そのため、心筋梗塞や脳梗塞の予防にも適しています。

肉や魚はどちらも必要ですが、肉類には飽和脂肪酸やコレステロールが多いので、肉より魚を多めにとることがすすめられています。いろいろな種類の魚を毎日食べましょう。

EPA、DHAは血液をさらさらにして、動脈硬化の予防や血栓をできにくくし、心筋梗塞や脳梗塞を予防します。どちらも、サバ、イワシ、サンマ、アジといった背の青い魚や、マグロ、シャケ、ブリ、タラ、カツオなどに多く含まれています。とくに旬の魚は脂がのり、うま味成分のアミノ酸も増えていて、血圧を下げる作用も期待できます。また、血中のコレステロールを減らしてくれるアミノ酸の一種であるタウリンは、カツオ、ブリ、アジなどの

魚以外に、タコやイカ、ホタテ、カキ、アサリなどの貝類にも豊富です。

ただし、魚に含まれている脂肪は熱に弱くて酸化しやすく、酸化した場合はLDLコレステロールをつくる原因になってしまうため、新鮮な魚を食べるよう心がけましょう。

また、魚卵（タラコ、イクラ、数の子、スジコ）、シラコ、塩辛、アンコウの肝、酒盗《しゅとう》などはコレステロールが高いため、量をひかえましょう。魚の部位としては卵のほかに、内臓、皮、血合いもコレステロールが多いので、食べるときは少量にとどめてください。

EPA、DHAを効率よく摂取するには、生食の刺身がいちばんです。カツオのカルパッチョ、サーモンサラダなどもおすすめです。

高温の油を使って熱を通す天ぷらなどはEPA、DHAが溶けだしてしまいます。煮汁もいっしょにとれる煮こみや蒸し焼きなら、両方とも無駄なく摂取できます。

煮物なら「サバのみそ煮」「ブイヤベース風の魚の煮物」、ホイル焼きなら「シャケのチャンチャン焼き」「マグロのみそ味ホイル焼き」、フライパンで焼くときは、「イワシのガーリックソテー」「カツオのショウガ焼き」「イワシの卵焼き」などを試してみてはいかがでしょうか。どれも煮汁や焼き汁を魚や野菜にからめるなどして、溶けだしたEPAやDHAを汁ごと食べられます。

LDLコレステロールは、食物繊維が豊富な食品を食べると減る

コレステロール値の高い食品をひかえ、野菜・キノコ・海藻類はたっぷり食べる

コレステロールはわたしたちの体の細胞膜や胆汁酸、各種のホルモン、筋肉などをつくるために欠かせない物質で、通常は体内で1日に1〜1・5g合成されています。そのうち、7〜8割は体内でつくられますが、2〜3割は食事から摂取することになります。**つまり、食事から摂取する量は、0・3〜0・5gということになります。**

健康であれば、食べものからコレステロールを少々とりすぎても、体内で合成する分を自然に減らすバランス作用が働くために問題がないのですが、高LDLコレステロール血症の人は1日のコレステロール摂取量を200㎎に抑えるために、コレステロール値の高い食品を食べる量・頻度を減らす必要があります。それでも数値が改善しなければ、医師や栄養士の指導をあおいで、さらに摂取量を制限することになります。高LDLコレステロール血症

の人のうち、体質的にコレステロール値が上昇しやすい人は、とくに注意が必要です。コレステロールが多く含まれる食品は、卵、各種レバー、イカ、ウナギ、アワビ、アンコウの肝などです。卵は栄養価も高いので（120ページ参照）、コレステロールの多い黄身を避けるなどくふうして食事に取りいれましょう。

コレステロール対策としては、コレステロールの値を下げて、糖質の急激な吸収を抑え、腸内の有害物質を体外に排出するといった、食物繊維の働きに期待できます。食物繊維は、水に溶ける水溶性（海藻類、野菜類、くだもの）と水に溶けない不溶性（豆類、イモ類、キノコ類、穀類）に分かれます。水溶性食物繊維のほうがコレステロールを減らす効果は高いのですが、不溶性食物繊維も腸の働きを整えてコレステロールや中性脂肪の数値を下げる働きがあるため、どちらもたくさんとりましょう。

18～69歳の女性の場合、食物繊維の1日の摂取量目安は18g以上です。キノコ全般のほか、切り干し大根、ゴボウ、パセリ、シソ、ライ麦パン、コンニャク、きなこ、インゲン豆、干し柿、アボカドなどに多く含まれています。現代人は食物繊維の摂取量が1日平均13g程度といわれていますが、野菜を350g摂取すれば、約11gの食物繊維が摂取できます。ごはんを玄米や雑穀米に替える、麦をまぜることでも摂取量を増やすことができます。

中性脂肪は炭水化物、脂質、アルコールをとりすぎると増える

市販のお菓子や飲みものには砂糖が多め。表示を見てカロリー調整する

中性脂肪の値が高い人は、炭水化物や糖質、アルコールに気をつけなければなりません。炭水化物は糖質と食物繊維でできています。体内で分解されてブドウ糖がエネルギー源として活用されるのですが、余ると脂肪酸となって中性脂肪がつくられてしまいます。

食物繊維にはエネルギーがほとんどなく、コレステロールを排出するのに役立ちますが、糖質は１ｇあたり４Kcalあります。糖質は、結合単位が最小で少なく、分解のスピードと吸収が早い単糖類（ブドウ糖など）・二糖類（砂糖、麦芽糖、乳糖など）と、単糖類が数百から数千個つらなり、分解も吸収も遅い多糖類に分かれます。くだものやジュース、お菓子などの甘味は体内への吸収が早く、ごはんやイモ類に含まれるデンプンなどは、分解・吸収がゆっくりな多糖類に含まれます。

炭水化物の内訳

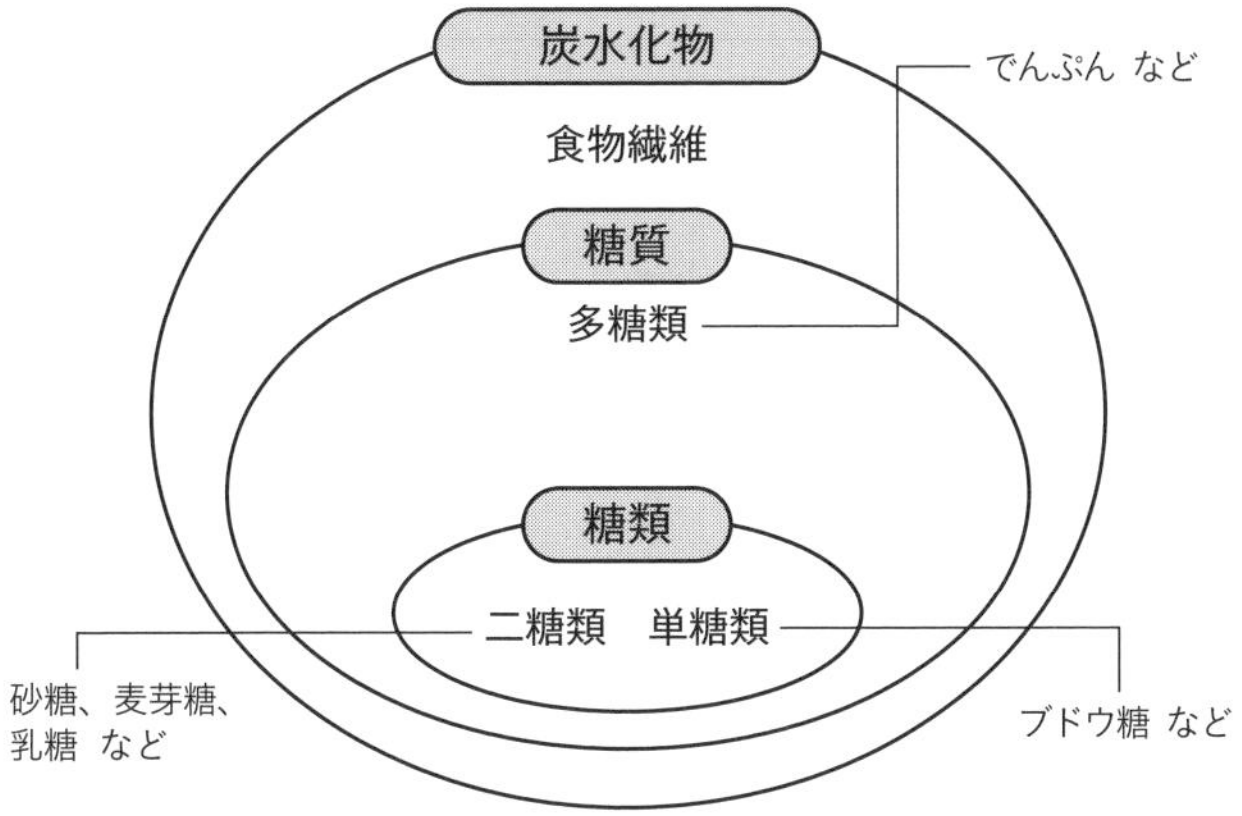

炭水化物は、糖質と食物繊維からなっている

ＷＨＯは砂糖は１日の総カロリーの５％に抑えることを推奨しています。間食したいときは低カロリーで動物性脂肪の少ないお菓子を選ぶこと。バターや生クリームが多い洋菓子より、植物性タンパク質や食物繊維が豊富なあずきを使った和菓子や、無糖ヨーグルト、ビタミンや食物繊維が豊富なくだものを少量にしましょう。砂糖は市販のお菓子や飲みものにかなり入っているので、表示をこまめにチェックします。

アルコールはカロリーが高く、体内で脂肪の分解の抑制や中性脂肪の合成につながります。高カロリーのつまみなどを食べすぎる傾向もあるので、禁酒をすすめられることもあるでしょう。飲酒してよい場合の目安は、アルコール25ｇ（日本酒１合、ビール中びん１本、ワイン２杯）ぐらいです。

女性のお悩み相談室⑤

「尿漏れしてしまうことがあります」

30歳以上の女性は、3人にひとりが頻尿（1日8回以上）や尿漏れなどがあるとされます。

せきやくしゃみの際に尿が漏れるのは、膀胱《ぼうこう》を支える骨盤底筋《こつばんていきん》という筋肉が加齢や出産で弱くなり、膀胱が勝手に収縮するためです。

尿漏れも頻尿も、骨盤底筋を鍛えれば改善できます。尿意を5分我慢してから排尿すると、膀胱に尿がきちんとたまってから排尿できるようになり、トイレの回数も減らせます。

また、予防には冷え対策も重要です。保温性の高い下着やくつ下を着用して、とくに足腰を冷やさないようにしましょう。

なお、尿漏れや頻尿を気にして水分摂取をひかえるのは、老廃物の細菌が膀胱のなかにたまり、膀胱炎の原因にもなるので厳禁です。

パート6
健康に過ごすための生活習慣

生活リズムを整えて健康を維持する

体内時計が正常に働くように、規則正しい生活と食事をする

脂質異常症は、生活習慣の乱れからくることも多いので、予防・改善には生活リズムを正すことが重要なポイントです。逆にいえば、脂質異常症や糖尿病などの人も、規則正しい生活を送って食生活を管理すれば、病気の進行を抑えたり、改善する可能性が高くなったりします。

コレステロールや中性脂肪を減らしていくためには、パート5で述べてきたように、食事の種類や食べ方、量に気をつける必要があります。

しかし、食事をぬく、決まったものだけを食べ続けるといった極端な食事や急激な体重減少は、かえって体の調子を悪くしてしまいます。健康であっても、病気が改善したとしても、規則正しい生活はこの先も続けていく必要があります。

忙しいと、朝食をぬいたり、買ってきたお弁当や菓子パンをたくさん食べたり、早食いをしたりしがちです。朝食をぬくと、前日の夜から翌日の昼まで絶食状態が続くので、体は飢餓にそなえようとします。次に食べたときに、栄養分を中性脂肪に変えて体のなかに蓄積しようとするために、逆効果になるのです。

血糖値を下げるホルモンであるインスリンは、食事によって血糖値が上昇したことに反応して分泌されます。ところが、早食いをするとインスリンの分泌が急激な血糖値の上昇に間に合わず、食後の血糖値が高くなってしまいます。

3食食べていても、「朝はおにぎり1個、昼はサンドイッチなど軽め、夜は遅い時間にたくさん食べる」など、1食に栄養や量を集中させる食べ方も肥満になりやすく、よくありません。朝昼夜の食事は時間配分や量もバランスを心がけてください。

また、わたしたちの体は25時間の生体リズムになっているので、体内時計が24時間に合わせてズレを調整しています。生活リズムが不規則だと体内時計の働きも乱れます。最新の研究では、体内時計の乱れが肝臓がんのリスクを高めるといわれています。**体内時計は自律神経やホルモンの分泌にも影響するため、内臓の働きの不調、疲労がぬけない、血圧が不安定という形で現われ、脳や心臓の疾患リスクも高まってしまうのです。**

ストレスをためないようにする方法

入浴や深い呼吸がリラックスさせてくれる

「ストレスぐらいあるのは当たり前」だと考えている人も多く、「我慢すればいい」と誤解しているケースもあります。しかし、ストレスは、やり過ごせばすむものではありません。何も対処しないでいると、心身ともに深刻なダメージを受ける可能性があるのです。

精神的な不調、胃腸の調子が悪い、不眠といった症状だけでなく、ストレスを受けるとコルチゾールやカテコールアミンといったホルモンが増加します。すると、ＬＤＬコレステロール、中性脂肪をコントロールする力が弱まり、数値を上げてしまいます。また、ストレスは交感神経を刺激するため、血管が収縮して血圧が高くなり血糖値も上がります。糖尿病や動脈硬化、心筋梗塞の原因となったり、脂質異常症を悪化させたりします。

ストレスを受けているときは、心も体も緊張状態にあります。軽くストレッチをして、こ

腹式呼吸

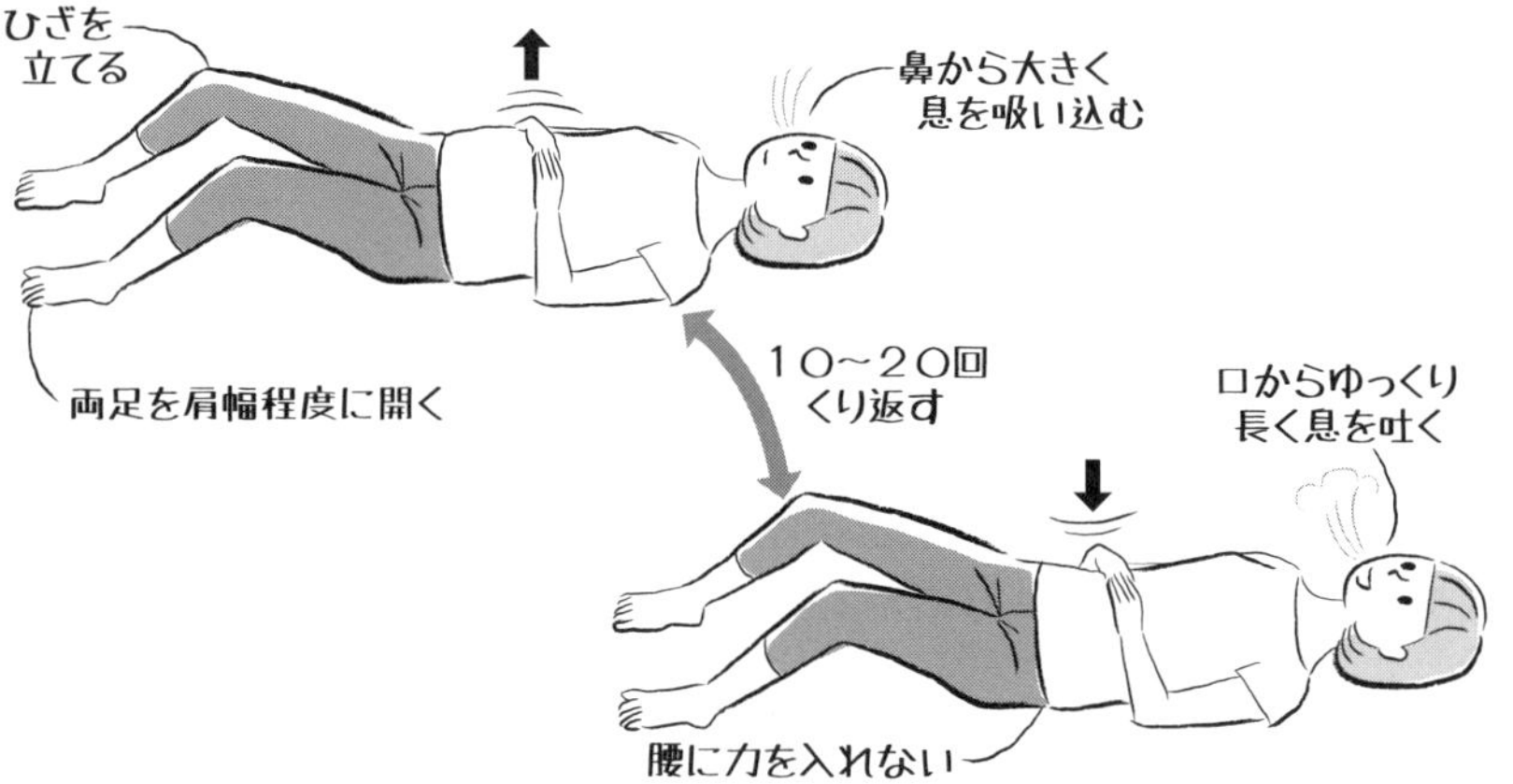
ひざを
立てる
鼻から大きく
息を吸い込む
両足を肩幅程度に開く
10〜20回
くり返す
口からゆっくり
長く息を吐く
腰に力を入れない

寝る前に行なうのがおすすめ

わばった筋肉をゆっくりほぐしましょう。体に負担をかけすぎない範囲で、好きなスポーツを楽しむこともよい気分転換になるでしょう。

また、入浴は心もリラックスしますし、体の新陳代謝を高めて血行がよくなります。ただし熱いお湯は心臓に負担がかかるので、リラックス目的で長くつかるなら、心臓より下のみぞおち当たりまでのぬるめのお湯が適しています。

ストレスを感じたときは、心を落ち着かせるために腹式呼吸もおすすめ。焦っていたり、心配ごとがあったりするときは呼吸が浅くなっているため、深くゆっくりと息をして呼吸を整えることで、気持ちを安定させられるのです。リラックス状態を示すα波が増えたり、血圧の上昇を抑えたりするなどの効果があるとされています。

疲れをそのままにしないで、しっかり休息する

生活リズムを整え、質のよい睡眠をとる

ストレスを放置せず、解消することの重要性は140ページで述べましたが、「疲れ」もまた、そのままにしてはいけません。疲労をそのつど回復させるのはむずかしいかもしれませんが、「疲れている」と感じたら、休養・休息をかならずとるようにしましょう。

目が回るような忙しい職場で、食事をとるのもままならなかったり、子育てや家事、家族のケアなどで、自分のこともあとまわしでがんばったりしている方が大勢います。仕事や家庭の事情で、代わりを頼むことができず、そうせざるを得ないのかもしれません。しかし、人間は限界を超えて活動し続けることはできません。疲れていないと感じても、長時間の仕事や家事、スポーツなどの合間や終わったあとには、休みましょう。

運動後に急に体を動かすことをやめると、心臓に負担がかかります。**活動後などで体が疲**

れたときは、軽いストレッチをして筋肉にたまった血液を循環させて、心臓や神経、筋肉の負担を減らしましょう。運動後のストレッチは、「クールダウン」や「静的ストレッチ」などといわれます。108~111ページで紹介したストレッチを行ないましょう。

休息の効果がもっとも大きいのは睡眠です。夜に睡眠をとることによって、疲労やストレスの原因になる活性酸素を分解してくれます。睡眠不足が続くと、脳に疲労物質がたまって、注意力や記憶力が低下し、能率も下がります。強制的に眠りに落ちてしまい、ケアレスミスや運転ミスなどによって、取り返しがつかない事態を起こしかねません。

睡眠は、どれだけ長く眠る時間をとれるかということより、質が大切です。質のよい睡眠のためには、生活リズムを整えることが重要。毎朝できるだけ同じ時間に起きて、同じ時間にふとんに入るようにしましょう。

寝る前にパソコンやスマートフォンを触るのはNG。画面から発生するブルーライトが脳を覚醒状態にしてしまい、寝付きが悪くなってしまいます。寝室では「寝る」以外のことをしないようにしてみましょう。寝室に入ったり、ふとんに入ったりしたときに、脳が「今は寝るときだ」と認識して、寝付きがよくなります。質のよい睡眠のために、寝具にもこだわりましょう。枕が高すぎたり、低すぎたりすると、体に負担がかかってしまいます。

よい姿勢を心がけてウォーキングをする

足に合った靴をはいて、背筋をまっすぐにして姿勢を保つ

徒歩で移動するときにはゆっくりではなく、少し早歩きをする速歩程度（時速6キロメートル）の速さを目安にすると、運動効果が高くなります。ただし、体力がない、ひざや腰が痛む場合は無理をせず、ウォーキングに取りくむ場合も、歩く速度を調節しましょう。

歩くときに気をつけなければならないのは、姿勢です。背筋をまっすぐに伸ばして歩くことで、ひざや腰に負担をかけずにすみますし、運動効果をさらに高めます。

歩くときは、背筋だけでなく、頭をまっすぐにしてあごを引き、視線は少し遠くをまっすぐに見るようにします。肩の力をぬいて、上体はまっすぐ前方に向けましょう。ひじは90度に曲げて、腕を大きく前後に振ると、リズミカルに歩くことができます。

歩幅は、少し広めにとりましょう。そして、かかとから着地して、つま先でけり出します。

ウォーキングの正しい姿勢

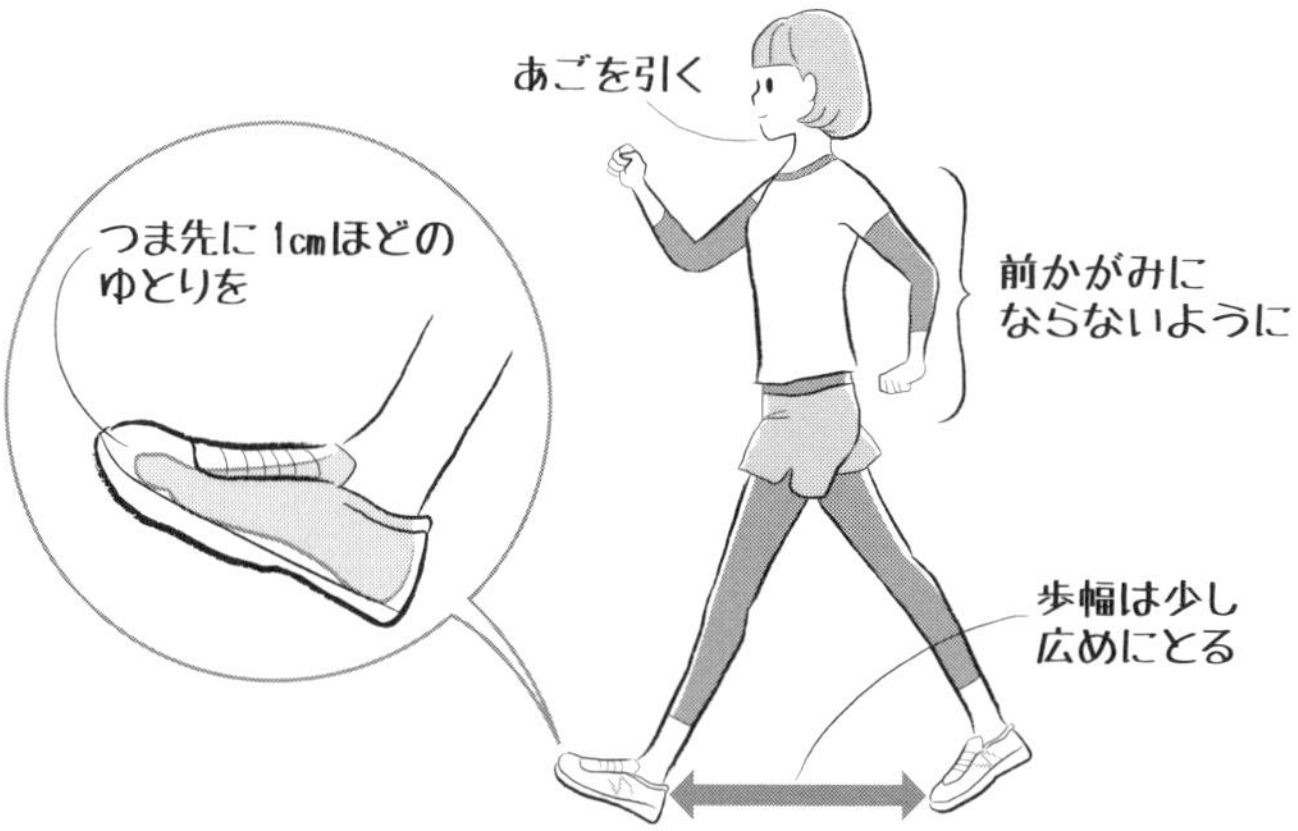
あごを引く
つま先に1cmほどのゆとりを
前かがみにならないように
歩幅は少し広めにとる

姿勢を意識して歩くことが大切

体全体が前へ移動するイメージで、足首の角度は90度を意識します。

前かがみになるなど、背筋をまっすぐに伸ばしていない状態で早歩きをすると、余計な力がかかってしまい、腰やひざ、骨盤、股関節などを痛めてしまうため、要注意です。

姿勢とともに、大切なのは、足に合った靴をはくことです。

足に合わない靴をはくと、靴ずれになったり、血管を圧迫して血行障害を起こしたりすることもあるので、靴選びはおろそかにしないこと。足に合った靴とは、甲の部分がフィットしてつま先に1cmほどのゆとりがあり、足首と靴の間に大きなすき間がないものです。靴下は、吸湿性のよい厚手のものを着用します。

禁煙治療プログラムを受けて治療する禁煙方法がある

ニコチン依存症と判断された人は禁煙治療に保険が適用される

たばこを吸う人は、動脈硬化から起こる疾患の発症・死亡リスクが、たばこを吸わない人にくらべると高くなります。さらに、活性酸素が増えることでHDLコレステロールが減少します。また、副流煙（たばこが燃えているときの煙）にも害があるなど、喫煙の悪影響はよく知られています。

しかし、1日20本以上のたばこを吸っていて、65歳以上であっても、禁煙をすれば数年で動脈硬化疾患のリスクが半減することがわかっています。

2006年から、一定の基準に達している人は、標準的な約12週間（診察は5回）の禁煙治療プログラムに対して健康保険の適用が認められています。ただちに禁煙の意志があるうえに、スクリーニングテストの10の質問のうち5つ以上「はい」のある人、かつブリンクマ

スクリーニングテストの10の質問

①自分が吸うつもりよりも、ずっと多くたばこを吸ってしまうことがありましたか。
②禁煙や本数を減らそうと試みて、できなかったことがありましたか。
③禁煙したり本数を減らそうとしたときに、たばこがほしくてほしくてたまらなくなることがありましたか。
④禁煙したり本数を減らしたときに、次のどれかがありましたか。

イライラ・眠気・神経質・胃のむかつき・落ちつかない・脈が遅い・集中しにくい・手のふるえ・ゆううつ・食欲または体重の増加・頭痛

⑤上の症状を消すために、またたばこを吸いはじめることがありましたか。
⑥重い病気にかかったときに、たばこはよくないとわかっているのに吸うことがありましたか。
⑦たばこのために自分に健康問題が起きているとわかっていても、吸うことがありましたか。
⑧たばこのために自分に精神的問題が起きているとわかっていても、吸うことがありましたか。
⑨自分はたばこに依存していると感じることがありましたか。
⑩たばこが吸えないような仕事やつきあいを避けることが何度かありましたか。

最終的なニコチン依存症の診断は医師が行なう

ン指数（1日の平均喫煙本数に喫煙年数をかけた指標）が200以上（35歳未満では必要なし）の人が、ニコチン依存症と判断されて保険の適用が認められます。

診察では、呼気に含まれる一酸化炭素の濃度の測定や治療薬についての説明を受けます。医師と相談しながら、飲み薬と貼り薬のどちらを利用して治療するかを選びます。3割負担の場合、標準的な治療費は飲み薬の場合は初診から12週間で1万3千円程度、貼り薬の場合は初診から8週間で2万円前後となります。

すぐに禁煙しようと思っていない、ニコチン依存症ではない喫煙者の場合は、保険が適用されませんが、自由診療（全額自己負担）で禁煙治療を受けることが可能です。

女性のお悩み相談室⑥

「便秘がひどくて毎日不快です」

便が３日以上出ない便秘は、胃もたれやおなかのガスの蓄積、おなかの張り、腰痛、肌荒れなどを引き起こすこともあります。

便秘の原因は、忙しくてトイレを我慢する、朝食を食べない、寝不足、運動不足、栄養の偏り、旅行などの生活リズムの変化といった生活習慣の乱れ、ストレスが原因です。

とくに、仕事や人間関係などでたまったストレスが発散できないと、自律神経が乱れて胃腸などの消化器官の働きがにぶくなり、便が詰まってしまいます。

便秘の改善のためには、朝、コップ１杯の水を飲んで腸の働きを活性化させましょう。排便を促す食物繊維が含まれる食材を積極的にとる、腹筋を鍛えることも有効です。

パート7
医師と相談しながら取りくむ薬物治療

高ＬＤＬコレステロール血症の治療はほかの危険因子を考慮する

日本人女性のほぼ9割は薬物治療が必要ない

ＬＤＬコレステロール値が高くても、すぐに薬物治療に取りくむわけではありません。薬物治療を行なうのは、運動療法や食物療法を行なってもコレステロール値が改善しないときと、どうしても生活習慣の改善ができないとき。高ＬＤＬコレステロール血症は、生活習慣の改善が必要不可欠で、薬だけでは治らないからです。

とくに閉経前の女性や若年者など、動脈硬化のリスクが低い場合は、コレステロール値の管理目標に達していなくても、生活習慣を改善するのみで経過を観察することが大切です。

また、脂質異常症以外の危険因子があるかないか、ある場合にはどの程度なのかなどによっても、薬物治療が必要かどうか判断します。

米国では、女性の心血管疾患リスク分類（フラミンガム危険因子スコア、左ページ参照）が

‥女性の心血管疾患のリスク分類（フラミンガム危険因子スコア）‥

リスク分類	フラミンガム危険因子スコアによる絶対的危険度（10年以内の心血管疾患発生リスク）	臨床的な事例
高リスク群	20%以上	明らかな冠動脈疾患、脳血管疾患、（頸動脈の50%以上の狭窄も含む）、末梢動脈疾患、腹部大動脈瘤、糖尿病、慢性腎疾患がある
中等度リスク群	10～20%	治療の必要のない心血管疾患（冠動脈の石灰化など）、メタボリックシンドローム、多くの危険因子をもっているか、ひとつの因子が著増している場合
低リスク群	10%未満	メタボリックシンドローム、多くの危険因子をもっているものが含まれることがある
適切な群	10%未満	危険因子がなく、健康的な日常生活を送っている

リスク群に適した治療が行なわれる

‥‥‥米国における女性の脂質、リポタンパクの治療目標‥‥‥

目標値：		LDLコレステロール 100mg/dL以下 HDLコレステロール 50mg/dL以上 中性脂肪 150mg/dL以下 non HDLコレステロール（=総コレステロール－HDLコレステロール）130mg/dL以下
食事療法：		高リスク、あるいはLDLコレステロールが高い女性は、飽和脂肪酸を摂取カロリーの7%未満、コレステロールは1日200mg未満とし、トランス型脂肪酸の摂取をひかえる
薬物療法 （スタチンを服用できない症例がない場合）： 高リスク群女性：		LDLコレステロールが100mg/dL未満、または100mg/dL以上
中等度リスク群女性：		LDLコレステロールが130mg/dL以上
低リスク群女性：	危険因子が2以上	LDLコレステロールが160mg/dL以上
	危険因子が0～1	LDLコレステロールが190mg/dL以上

上記の場合にLDLコレステロール低下療法（スタチン推奨）を開始する
HDLコレステロール低値あるいはnon HDLコレステロール高値の場合は、ニコチン酸あるいはフィブラート系薬剤を開始する

出典：Mosca L,Appel LJ, Benjamin EJ, et al. :Evidence-based guidelines for cardiovascular disease prevention in women. Circulation 109:672-693,2004

あります。危険因子の有無によって、4段階にグレード分けし、LDLコレステロール値によって薬物治療をするかどうか決めます。

この分類に日本の女性を当てはめると、なんとほぼ9割の女性が低リスク群に当てはまるといわれています。

低リスク群で危険因子が0～1であればLDLコレステロール値190㎎／dLまで、危険因子が2以上なら160㎎／dLまでは、薬物治療は不要ということです。

中等度リスク群の場合はLDLコレステロール値が130㎎／dL以上、高リスク群では100㎎／dL以上で薬物治療が必要になります。

すぐに薬物治療をするのではなく、運動療法、食事療法など、生活習慣の改善が優先される治療だということを覚えておきたいものです。

●糖尿病がある場合は薬物治療が必要

脂質異常症の危険因子がたとえひとつだったとしても、糖尿病と合併している場合だけは薬物治療が必要になります。虚血性心疾患への有効性と安全性が確認された、スタチンという薬が使われます。

スタチンはコレステロールを合成する酵素を阻害して、肝臓のＬＤＬ受容体の数を増やして、血液中のＬＤＬコレステロールを減らす薬です。動脈硬化による冠動脈疾患や脳血管疾患の予防に効果があるとされています。脂質異常症の場合の薬物治療でもっとも広く使われています。

スタチンを使った14の無作為試験を再解析した結果、年齢、性別、ＬＤＬコレステロール値、心血管疾患の既往の有無にかかわらず、スタチンが糖尿病患者の冠動脈疾患による死亡のリスクを減少させることもわかっています。その結果、すべての糖尿病患者にスタチンでの治療を考慮すべきだと報告されています。

スタチンは糖尿病の発症にも関連があることがわかってきました。スタチンの種類には、プラバスタチン、シンバスタチン、フルバスタチン、アトルバスタチン、ピタバスタチン、ロスバスタチンがあります。

このなかでアトルバスタチンの副作用には、血糖値の測定に使われるＨｂＡ１ｃが０・１～５％未満で上昇すること、さらに高血圧になることや糖尿病の罹患の可能性も示されており、慎重な投与が求められています。ロスバスタチンでも一定の割合で境界型糖尿病を悪化させることがわかっています。

低HDLコレステロール血症にはナイアシン、フィブラートを使う

低HDLコレステロール血症は重大な危険因子なので薬物治療が中心になる

HDLコレステロールは、運動不足、喫煙などの生活習慣、高血糖などの症状が原因となり低下します。もともとHDLコレステロールが低めの人が運動をしていなかったり、タバコを吸っていたりすると、基準値より下がってしまいます。

女性のHDLコレステロール値は、どの年齢でも男性よりも高い値となります。しかし、閉経を迎える50歳以降は急速に低下。HDLコレステロールの低下とともに、冠動脈疾患が増加することが明らかとなっています。

このため、日本動脈硬化学会のガイドラインでは基準値を40㎎/dL未満としていますが、女性の値のほうが高いので、米国の「女性のための心血管疾患予防ガイドライン」では管理目標値が50㎎/dLに引き上げられています。

女性の場合、低リスク群、中等度リスク群、高リスク群にかかわらず、ＨＤＬコレステロールが低いうえに、ＬＤＬコレステロール値や中性脂肪の値が高いときには、薬物治療を開始することがほとんどです。

低ＨＤＬコレステロール血症の治療で使用する薬は、ナイアシンやフィブラートです。ナイアシンはニコチン酸とニコチン酸アミドの総称で、水溶性のビタミンＢ群のひとつです。脂質を燃やしてエネルギーをつくる酵素を助ける働きをします。

フィブラートは、肝臓のＰＰＡＲ－αという受容体を増強させることにより、脂質代謝を活発化して中性脂肪も低下させます。その結果、ＨＤＬコレステロールを上げる作用が働くのです。

高ＬＤＬコレステロール血症の治療の場合は、治療の主力が生活習慣を改善することです。それに対して、低ＨＤＬコレステロール血症では、比較的早いうちに薬物治療が開始されます。このことから、低ＨＤＬコレステロール血症がいかに重要な危険因子であるかがわかります。

食事療法をしても中性脂肪が下がらないときに薬物治療をする

LDLコレステロールを下げ、血栓ができないようにする薬を使う

高中性脂肪血症の治療も、まず生活習慣病の改善が優先されます。中性脂肪の基準値は、30～149㎎／dL。150㎎／dLを超えると異常値となります。ところが、健診データ（15ページ「中性脂肪の年齢・男女比較」参照）でみると男性は40歳代で平均値が180㎎／dLを超え、女性は40歳ごろから上昇し、70歳ごろには男女差がなくなります。

また、非空腹時の中性脂肪値が高いと虚血性心疾患を発症するリスクも高まることがわかっています。とくに食後3～7時間の中性脂肪値が高かった場合に、リスクがより高いことも報告されています。

このため中性脂肪値が高い場合の治療は、中性脂肪と密接な関係があるLDLコレステロールを下げることを目標として食事療法を中心とした生活習慣の改善を第一としていま

す。**日本動脈硬化学会のガイドラインでは、中性脂肪の管理目標値はリスクにかかわらず150㎎／dL未満です。**ただし、中性脂肪の値は健診データに見られるように、男女そして年齢で大きな差があります。自分の年齢と性別から平均値に近いところまで下げるよう、生活習慣の改善に努めましょう。

高中性脂肪血症と診断されたら、カロリー摂取を適正にした体重コントロールをします。日常的にお酒を飲んでいる人はお酒をひかえ、甘いものが好きな人は甘いものをひかえるなど食生活を改善しましょう。このような食事制限を1～3カ月継続しても、中性脂肪の値が下がらない場合に薬物治療をはじめます。

中性脂肪を下げる薬には、フィブラート、ＥＰＡがあります。フィブラートは肝臓で働き、おもに中性脂肪の合成を減らします。また血液中の中性脂肪を分解するリパーゼという酵素の生成を促進して、中性脂肪を減少させます。

ＥＰＡは、青魚に多く含まれるエイコサペンタエン酸です。血液中のコレステロールを減らすことで、中性脂肪を減らします。ＥＰＡには血液が固まるのを抑える働きがあるため、血管内に血栓ができにくく動脈硬化予防にも効果があります。中性脂肪が５００㎎／dL以上の場合は、動脈硬化予防に加えて急性膵炎《すいえん》の予防も治療の目的になります。

女性のお悩み相談室⑦

「冷え性で夏も冬も手足が冷たいです」

手足の末端など体の特定の部分や下半身、内臓が冷えると、肩こりや頭痛だけでなく、免疫力の低下や更年期障害を招きます。冷え性の原因はほとんどが血行不良です。

血行を悪くする生活習慣をしていると、自律神経の働きが低下。このほか、無理のあるダイエット、運動不足、冷たい飲食物をとる、シャワーのみの入浴も、体の冷えを促進させてしまいます。

体をあたためるには、動物性タンパク質が多い青魚、肉、とうがらしやショウガ、みそなどの食材をとりましょう。たとえば、朝食には具だくさんのみそ汁がピッタリです。

軽い運動、湯船につかる入浴・半身浴・足湯、腹巻きや厚手のくつ下の着用、首や肩をあたためるストールの活用などもおすすめです。

■参考文献

『女性のためのコレステロールガイド』天野恵子、新出真理（保健同人社）
『気になるうちに自分で治す未病 病気になってからでは遅い！』都島基夫（ＰＨＰ研究所）
『脂質異常症（コレステロールと中性脂肪）最新の食事療法』寺本民生監修（高橋書店）
『動脈硬化性疾患予防ガイドライン２０１２年版』日本動脈硬化学会編（日本動脈硬化学会）
『糖代謝の専門医が教える あなたの血糖値はなぜ下がらないのか？』板倉弘重監修（ＰＨＰ研究所）

〈参考ウェブサイト〉
日本人間ドック学会
日本糖尿病学会

〈著者紹介〉
天野恵子（あまの・けいこ）
1967年東京大学医学部卒業。同大学保健センター講師を経て、94年東京水産大学保健管理センター教授・所長に就任。2002年より千葉県衛生研究所所長兼千葉県立東金病院副院長として、女性外来の診療にあたる。現在、野中東晧会静風荘病院特別顧問。編著に『行き場に悩むあなたの女性外来』（亜紀書房）、共同編集に『漢方は女性の健康をたすける』（岩波書店）など多数。

〈スタッフ〉
編集構成・本文デザイン・DTP　造事務所
文　東野由美子、長瀬ひろみ
イラスト　岡澤香寿美

装幀　小口翔平＋山之口正和（tobufune）

女性の「コレステロール」「中性脂肪」はこうして落とす！

2017年3月17日　第1版第1刷発行
2019年1月24日　第1版第19刷発行

著　者　天野恵子
発行者　安藤　卓
発行所　株式会社ＰＨＰ研究所
京都本部　〒601-8411　京都市南区西九条北ノ内町11
内容のお問い合わせは〈教育出版部〉☎075-681-8732
購入のお問い合わせは〈普及グループ〉☎075-681-8818
印刷・製本所　図書印刷株式会社

ISBN978-4-569-83530-3